大口吃肉，一周瘦5公斤的生酮飲食

改變飲食習慣，讓身體選擇燃燒脂肪，
用酮體當能量，自然越吃越瘦

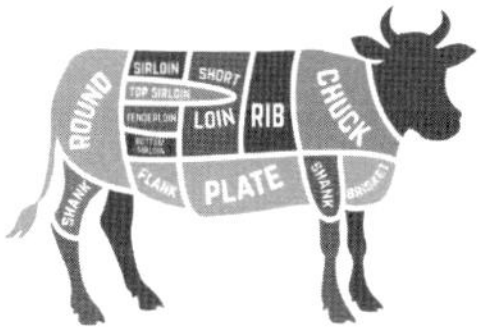

齋藤糧三◎著
劉格安◎譯

腹いっぱい肉を食べて1週間5kg減！ケトジェニック・ダイエット

目錄 Contents

第2章

燃脂、吃不胖，啟動調校體質的生酮開關

第3章 簡單改變飲食習慣，健康達到生酮狀態

第4章

天然健康、高蛋白低脂！8道草飼牛肉家常生酮食譜

第5章

名醫推薦，加速生酮作用的簡單食材

第6章

破除肉食、油脂和蛋白質的錯誤迷思！

前言

酮體，是人體最理想的燃料來源

全日本的男性，每三人就有一名肥胖人口，女性則是每五人就有一名；糖尿病或高血壓的潛在病例則各多達二千萬人，對食物過敏或患有異位性皮膚炎的患者也有逐漸增加的趨勢。這些問題最根本的原因就是「食物」，食物是影響體重和健康最大的因素。

雖然運動很重要，但即使是有運動習慣的人，一週頂多運動二至三回；相對的，無論是誰，每天都至少會吃二到三餐。光從這一點來看就知道，**我們每一天吃的食物，對於體重或健康會造成非常大的影響**。

現在之所以會有越來越多胖得不健康的人，就是因為大家都以不自然的食物為主食，真正該吃的自然食物反而不吃。因此，我所提倡的就是汰換掉米飯或麵包等傳統主食，改採以肉類為主食的「生酮飲食法」。

生酮飲食打造易瘦體質，遠離各種肥胖文明病

或許是出於對飲食過量的反省，如今全球越來越流行粗食、糙米或蔬食等飲食法。看在追逐這股風潮的人眼裡，或許會認為「以肉類為主食，根本不合常理」，但人類本來就是肉食性動物。

現代人以米飯或麵包為主食的飲食習慣，反而才不合常理。正因為人類用米飯或麵包取代原本的肉類主食，甚至一天還吃二到三餐，所以才會導致肥胖或生活習慣病。

人類吃肉是天經地義的行為，穀物並不是人類原本攝取的食物。關於這個部分，第一章會提出詳細的說明，以下列舉幾個靠肉食減肥的實際案例。

第一個例子是在我任職的醫院，有位女性患者依照我的要求，每天吃沙拉

和八百公克的牛肉，並記錄體重變化，一天攝取的總熱量大約是二千大卡。

若照一般人的想法，每天吃八百公克牛肉，絕對會胖！但原本體重四十五・五公斤的她，開始執行後不但沒有變胖，反而在一週後減掉將近二公斤，變成四十三・七公斤。

第二個例子是二〇一一年時，位於京都市的「燒肉料理屋　南山」舉辦了一項活動，推出「健康燒肉飲食企劃」，主打減少穀物並改以肉類為主食。那場活動的顧問是日本高雄醫院理事長江部康二醫師，他在改善糖尿病和肥胖的限糖飲食法方面是該領域的先驅。

在這場活動中，店家連續一週提供以燒肉為主食的低糖套餐給十五名參加者，活動的最後，共有十人成功減輕體重。**儘管只有短短一週的時間，減重最多的人卻足足瘦下五公斤。**由於成果大受好評，因此該店後來便將低糖套餐正式列入菜單之中。為什麼吃肉會瘦呢？這個問題會在第二章提出詳細的解答。

第三章的內容是有關生酮飲食法的具體實踐方法，第四章則會介紹生酮飲食法料理中不可或缺的「草飼牛肉」。

如果你是不習慣每餐吃肉的人，那麼第五章會教你如何活用大豆或大豆食品實踐生酮飲食法。書末的第六章，我會提出「吃肉會變胖、而且對身體不好」等七個關於肉食的長年誤解，並給各位讀者正確的解答。

讀完本書之後，相信各位一定能夠理解，為什麼以肉類為主食才是自然的飲食法。希望每位讀者能透過生酮飲食法，解決體重過重的問題，進而重獲健康的身體。

生酮飲食法的注意事項

生酮飲食法特別適合肥胖、代謝症候群、脂肪肝、反應性低血糖症或二型糖尿病的人，唯患有腎臟病、靜脈血栓栓塞症或正在進行某項疾病治療的人，請先向主治醫師諮詢後，再開始執行生酮飲食法。

正在服用降血糖藥的患者，一旦採取生酮飲食法，有可能造成低血糖症發作，因此未事先諮詢主治醫師便採取生酮飲食法，是很危險的。採行生酮飲食法將導致胰島素的分泌減少，進而減少鉀離子的消耗，因此患有腎臟疾病或電解質調整有問題的人，有可能出現血鉀濃度上升的現象。此外，有罹患靜脈血栓栓塞症疑慮的人，也應該格外當心。

推薦序1

親身實踐，有效瘦身又防三高的生酮飲食法

順天堂大學研究所老化控制醫學講座教授　白澤卓二

我向齋藤糧三醫師學習「功能性醫學」，大約是二年前的事。他傳授我的第一課，就是「維生素D缺乏症」，詳細內容也可參考齋藤醫師的著作《衝浪的人不會得花粉症》。

由於不做日光浴就會罹患維他命D缺乏症，因此「不太曬太陽的東京居民，大約有一半都缺乏維生素D」這件事，著實讓我嚇了一大跳。因為這個事實，和我年輕時在醫學院課堂上學到的觀念，還有後來進了研究室和臨床現場

也篤信的「紫外線必須隔離」的前提大相逕庭。從此以後，我開始認為教科書上寫的內容不見得是對的。當齋藤醫師告訴我「吃很多肉也不會胖」的時候，我同樣嚇了一大跳。對於長久以來深信老化學主張「要健康長壽，一定要限制熱量，維持一定體重」的我來說，這件事情簡直如翻天覆地般地令人震驚。

由於我對健康可能有益的做法，都一定要親身體驗一次看看，因此當下立刻開始改以肉類為主食，並仔細地觀察自己的體重變化。結果我不僅沒有變胖，體重反而越來越輕。

藉由這次的經驗我才知道，原來在「攝取後會形成熱量的三大營養素」當中，會以熱量形式貯存在身體裡的只有「脂肪」和「碳水化合物（糖類）」而已，「蛋白質」在一般的狀態下是不會以熱量形式貯存在體內的，這一點也和內科或營養學教科書上所寫的內容截然不同。

◉讓酮體幫助燃脂，是健康的關鍵

在這樣的契機下，我開始思索體重減輕的理由。結果我發現一項更令人吃驚的事實：即使是身體健康的人，一旦體內的脂肪被分解，血液中的「酮體」濃度一樣會升高。

之前在醫學教科書上，提到糖尿病惡化會造成「酮酸中毒」，也就是血液中的酮體增加，使得身體變成酸性狀態，於是引發「糖尿病酮酸中毒」，而且如果不用胰島素治療的話，患者還有可能會死亡。換句話說，若血液中的酮體增加，至少對於糖尿病患者而言，有可能會使身體陷入危險狀態，這是我在醫學院受到的教育。

然而這一回我卻學到，原來身體健康的人不攝取碳水化合物，血液中的酮體濃度一樣會越來越高，**而且血液中的酮體濃度增加絕對不是一種病症，而是正常的生理學狀態。**

於是我很好奇，「究竟酮體對人體健康扮演著什麼樣的角色？」在一邊學習關於酮體的知識，一邊反覆思考的過程中，我得到一個結論：跟葡萄糖（糖）比起來，酮體（脂肪）是效率極高的熱量媒介。

平常的飲食中盡量減少糖分的攝取，多利用肝臟製造酮體，比較容易預防肥胖或生活習慣病，也可以有效保障高齡生活品質。在這一點上，我和齋藤醫師的想法幾乎不謀而合。齋藤醫師用他自己的方式去思考酮體代謝的意義，並得出了同樣的結論。

在隨著現代飲食而逐漸蔓延的肥胖或代謝症候中，「低糖生酮飲食法」是聰明的選擇之一，本書也詳細解說該飲食法的理論與初衷，並介紹了紐西蘭草飼牛食譜等具體的飲食法，可以說是一本相當值得推薦的健康飲食實踐書，非常適合推薦給有意深入了解生酮飲食法的讀者。

推薦序 2

九十%的疾病，皆由飲食比例失調所引起

台灣腦波自律神經醫學會理事長　王群光

我不但在個人生活飲食上徹底執行「生酮飲食」，更要求所有來看自然醫學門診的重症患者，都應該採用「生酮飲食」，**我也建議一般人的飲食必須採用低升糖飲食（碳水化合物佔熱量來源十%），才能保持新陳代謝不失調。**

我之所以對「生酮飲食」有如此強烈的信心，乃是因為十年前（五十七歲時）在區域教學醫院任職時，由於超時工作又連續值急診大夜班，在毫無預警的情況下，突發神智不清，血液檢測空腹血糖為五百 mg/dl，飯後血糖竟然高

達一千二百mg/dl，糖化血色素HbA1c為十三・五％（正常為小於六・五％），被診斷為瀕臨高血糖高滲透壓非酮體性昏（Hyperglycemic Hyperosmolar Nonketotic coma，HHNK）。剛開始病情雖受到控制，但後來降血糖藥物和施打胰島素都無效，只好斷然採行嚴格的生酮飲食，目前血糖值非常穩定。**而我的精神體力均已大幅改善，病發時走二十公尺就會喘，現今可走一整天也不會感覺到累。**

癌症患者也有絕對必要實行斷醣生酮飲食，這是因為癌細胞喜歡吃葡萄糖，也只能依賴葡萄糖來生長，經由正子掃描（PET）證實，如果正常體細胞攝取葡萄糖的量是「一」，癌細胞攝取量就是「三十」倍。人如果不吃碳水化合物，癌細胞沒了葡萄糖可吃就會餓死，而正常的細胞則可以利用脂肪所轉換成的酮體來當燃料。

生酮飲食對各種精神及神經疾病患者的療效也很顯著，因為神經細胞也需要攝取大量的葡萄糖。正子掃描顯示，有些亢奮性的精神神經疾病，如妥瑞、過動、癲癇、躁症、精神分裂、幻聽幻覺、強迫症等，乃是因為受傷的腦細胞攝取了大量的葡萄糖而異常放電，有些則是因為腦細胞無法代謝葡萄糖而奄奄一息，如阿茲海默症（近來也被稱為第三型糖尿病）及憂鬱症就是典型代表。

實行低碳水化合物的生酮飲食後，肝臟就會把脂肪轉換成酮體，供全身細胞使用，取代葡萄糖作為主要燃料，腦神經細胞也可以慢慢調整成習慣利用酮體作為燃料。

除了先天疾病與外傷，絕大部份疾病都是因為碳水化合物、蛋白質、脂肪酸的攝取比例不當，而引發「早發性粒腺體功能障礙」（Early Onset Mitochondrial Dysfunction）的新陳代謝失調疾病，「生酮飲食」才是新陳代謝疾病的治本之道，藥物只能治標，暫時緩解掩蓋不舒服的症狀而已。希望大家都能改變長期以來的飲食習慣，一定能明顯感受到身體健康的改善。

推薦序
3

現代人的澱粉攝取超量！嘗試回歸原始型態的「生酮飲食法」

台灣全民健康促進協會理事長／美國自然醫學執業醫師　陳俊旭

我從二〇〇三年在美行醫開始，即提倡「食物四分法」，呼籲澱粉類食物只能占總量四分之一，以此方法改善無數人健康，並進一步用澱粉只占八分之一的「加強版食物四分法」，成功治癒許多糖尿病患，肥胖患者也可輕鬆瘦身下來。二〇一五年，我提出「三野飲食」，再度強調現代人應遵循原始人的飲食比例，也就是「野菜、野果、野生動物」，減少澱粉攝取，**尤其是盡量避開現代小麥，才能免於肥胖、糖尿病、甚至癌症等難纏慢性病的困擾。**

二〇一一年，美國政府放棄推廣了十九年的高澱粉「食物金字塔」，推出和食物四分法神似的「我的餐盤」，澱粉比例大幅下降，作為建議國人的飲食準則。接下來幾年，不但歐美日各國紛紛警覺到澱粉類吃太多的危害，民眾更掀起一波「低糖飲食」和「生酮飲食」的浪潮。

你的體質很可能無法代謝澱粉

自從一九七九年以來，美國糖尿病學會所頒布的「糖尿病飲食準則」，澱粉竟高達五十五～六十％，這樣的錯誤宣導風行全世界，難怪血糖失控如此嚴重，病人只好乖乖服用降血糖藥物或施打胰島素針劑，藥廠成了唯一的贏家。

反觀在一九二〇年代，降血糖藥物尚未發明之時，美國醫院裡的糖尿病人，住院的飲食要控制澱粉在二％以內，就能成功穩定血糖，讓病人出院回家。這是因為糖尿病就是「澱粉不耐症」，他們是最適合原始人生活的體質，只要保持在高纖、低澱粉、高蛋白質、不吃甜食、每天做肌肉訓練，他們的血糖就會穩定，並且精神抖擻、體力充沛，若是採取高澱粉飲食，那就是走向健康惡化的不歸路。

不過，如同本書作者齋藤醫師所說，因為每人對澱粉的耐受度不同，不一定每個人的體質都適合生酮飲食。我的著作中也提過，**每個人的代謝型態不同**，有些人是適合高蛋白質、高脂肪的「老虎型」，有些人屬於可吃高澱粉的「斑馬型」，另外還有人屬於「中間型」。這樣的分類相當科學與客觀，可根據問卷、抽血、喝糖水測試，來達到精確的分析，不過，這類檢測在亞洲地區很少人知道。

如果你有腰腹脂肪、飯前餓得慌、飯後想睡覺，或是血糖已經不穩定了，我建議你不妨試試看低澱粉飲食一個月，把澱粉降到八分之一，或甚至執行生酮飲食，如果因此改善你的問題，那就證明你的基因的確很原始，不該吃太多澱粉。

生酮飲食絕對不是只吃肉，而是還要攝取大量的葉菜類，因為肉類中的同半胱胺酸需要蔬菜的B群，才能代謝成無害的胱硫醚，而且蔬菜類含有大量的膳食纖維與人體無法合成的植物生化素與礦物質等重要營養素，更是讓生酮飲食可以發揮保健功效的重要關鍵。

最後，坐而思不如起而行，希望此書可以幫助有需要的人，走出迷惘，重拾健康。

推薦序 4

回歸最自然的生酮飲食，改善健康與生活品質

壢新醫院影像醫學科主任　郭葉璘

過去對低糖生酮飲食的了解，多是來自於歐美的資料；這位齋藤醫生所寫的生酮飲食指導書，可說是讓我耳目一新！我開始施行低糖飲食，也就是不吃含糖或澱粉的食物，已經五、六年了。為了更上一層樓，而進入更嚴格但對身體有更多好處的生酮飲食，也有半年之久。

身為學醫療科學的醫師，凡事都講證據，對任何事情都抱持懷疑的態度。

我在進行低糖飲食生活之前，確實地收集了有關「低糖飲食」的英文書籍及學

術論文，發現這種飲食法，可以對治最困擾現代人的文明病，如：肥胖、高血壓、糖尿病、代謝症候群、癌症、心血管疾病、腦血管疾病和神經退化疾病（老年失智症、巴金森症）以及自體免疫疾病的類風濕性關節炎、僵直性脊椎炎等等。

稍微改變飲食習慣，減重、降血脂、精神變好！

我為了改善自己的身體狀況及生活品質而開始低糖飲食，**從中也確實體會到低糖飲食的好處，如減重、精神變好、饑餓感變輕以及降低血脂等**，而身邊實施低糖飲食的親友們也分享許多不同的好處以及疾病的改善，讓我驗證到這些科學試驗及書籍所述的好處，果然所言不虛。

後來低糖飲食的進階版「生酮飲食」開始發揚光大，有人用它來做治療癌症的試驗，以及治療老年失智症等，都有正面的療效。生酮飲食對於健康的效果也絕佳，**能改善睡眠品質、增加運動員的耐力、降低耗氧量，減少跑馬拉松「撞牆」的機率等等**。這是因為體內有酮體的產生，對健康的功效更大於單純的低糖飲食。我這半年來用血酮機定期做測試，都保持在生酮狀態，身心狀態穩定、且精神也一直很好。生酮飲食三個月後，我做了血液檢測，發現血脂狀態比低糖時期更改善了，三酸甘油脂下降，且好的膽固醇（HDL）上升。

「觀念的轉變」，是低糖生酮飲食能否成功的關鍵。妹妹曾經問我：「為什麼能抵抗糖、麵飯、糕餅、點心等這些美味的誘惑呢？」因為我看了那麼多文章後，**發現「含糖食物、飲料和麵飯」裡的糖和澱粉，讓血糖升高，是一種發炎狀態，也促成胰島素升高，間接造成肥胖及老化（胰島素是一種促進肥胖及老化的賀爾蒙）**。而「糕餅」及「點心」除了有糖跟澱粉外，還有反式脂肪，更增加得到心血管疾病的機會，想到這裡，怎麼還吃得下這些有害身體的食物呢？

從前我所接觸的生酮飲食訊息多來自歐美，這本《大口吃肉，一周瘦5公斤的生酮飲食》中，舉出更多實驗、實證和人體運作的代謝機制，深入淺出地說明產生酮體的過程與生酮飲食的好處，更接近國人的想法，也更容易接受。

看完本書後想嘗試生酮飲食的讀者，我提供以下五點心得給大家，希望能讓你們更快打開生酮的開關，享受健康的好處。

❶**碳水化合物及蛋白質的攝取量：**建議每人每天碳水化合物（糖分或澱粉）攝取少於五十公克，蛋白質攝取約在一~一・五公克／每公斤體重。讀者可以上網搜尋衛福部的食品成分表，粗略計算出自己的攝取量是否合乎標準。這個數值仍然會因人而異，有糖尿病體質（代謝症候群）的人，有時每天碳水化合物攝取要小於二十公克才能進入生酮狀態。

❷**常常自我檢測是否在生酮狀態：**要驗證自己是否真的到達生酮狀態，必須用血酮機或尿酮試紙來做自我檢測。血酮要能夠達到〇・五~五mmol/L或者尿酮在正一價以上。如果沒有達到這個值，代表飲食有漏洞或個人體質異常，必須再做調整。

❸多吃鹽巴、多喝水：建議低糖生酮實施者要多吃鹽巴或吃鹹一點（又一個大逆不道的觀念）。現代社會建議飲食少鹽，其實是因為吃傳統飲食的人容易血糖升高，造成胰島素分泌增加。胰島素會抑制腎臟排出鹽巴，而許多鹽巴留在體內，就會抓住水分，身體水分增加，容易高血壓（我笑稱吃傳統高糖飲食的人，就像一個大鹽水桶）。**但採取低糖生酮飲食的人，胰島素分泌量很低，所以鹽巴及水分容易流失**，會消水腫，且不容易高血壓。但必須多補充鹽分及水分，不然身體反而會因鹽分水分流失太多，造成無力且頭昏眼花，無法持續生酮飲食。我個人喝的每一瓶水都會加一點鹽巴，不然會不太舒服，喝不下水。當然每個人體質不同，給大家做個參考。

❹補充「鎂」：低糖生酮飲食後，食量自然會下降，原本許多人都缺乏的「鎂」會更缺乏。而含鎂豐富的蔬菜烹煮後，有一半的鎂會流失到菜湯裡，請不要把菜湯丟棄，要一起吃下去。或乾脆就吃鎂錠來補充，尤其在睡前吃，會有助眠功效！

❺多吃好的脂肪：如果你認真計算第一點提到的「碳水化合物及蛋白質的攝取量」後，會發現每天能攝取碳水化合物及蛋白質加總的熱量只有六百大卡。每天要攝取一千六百大卡基本熱量的人，有一千大卡的熱量必需來自脂肪。這又是一個大逆不道的觀念，「油」怎麼可以吃那麼多？答案會出乎你意料之外，人體實驗證明，多數人這樣吃之後，血中的好的膽固醇（HDL）反而上升，三酸甘油脂下降，而糖化血色素下降。那是不是要多吃大豆沙拉油或玉米油呢？千萬不要，這些都是Omega-6脂肪酸，會讓人體發炎。**多吃冷壓的椰子油、冷壓的橄欖油、冷壓的苦茶油，無添加物的椰奶或草飼的動物性奶油吧，肉品中的動物性油脂也沒問題。**

我自己親身實踐了低糖生酮飲食後，體驗到這對健康有多大的好處，希望大家能了解人體會自然產生酮體的飲食概念。看完本書後，為了更健康的身體，更好的生活品質，一起加入實行低糖生酮飲食的行列。

附註：臉書搜尋「郭葉璘」，可以看到更多生酮飲食的分享。生酮的食譜或食材，請加入臉書社群「食食灶咖」，有許多人分享。

第 1 章

百年來以穀物為主食，我們都吃錯了

從猿進化為人，都靠吃肉擴大腦容量

正如「前言」中所述，如今肥胖或生活習慣病之所以會越來越普遍，就是因為人類選擇以原本不該吃的穀物（米飯或麵包）為主食，反而不太攝取真正該吃的肉類。

若從動物的角度來看，人類本來就屬於肉食性動物，我們的主食應該是「肉類」才對，而不應該是米飯或麵包。

很多人可能對於「人類是肉食性動物」感到不可置信，我就先從歷史上的事實開始舉證說明。

◉以肉為主食來源，讓原始人腦容量增加一倍

據說，人類是在距今約五百萬至六百萬年前，離開非洲大陸森林深處的棲地，到非洲大草原上改採兩足直立步行。雖然目前依然存在諸多說法，但人類之所以會開始兩足直立步行，據信是因為大草原上陽光直射，缺乏遮蔽物，於是為了減少日曬面積，避免體溫過高，所以人類才會改採直立行走。

據今推測，兩足直立步行的猿人「南非古猿」，比起人類應該更接近猿猴，如果真要描述的話，應該就像用兩隻腳走路的黑猩猩一樣。據信南非古猿的腦容量幾乎等同於黑猩猩，大約都是五百毫升左右，差不多是現代人類的三分之一。

其後，輪到「直立人」登場；所謂的「直立人」，就是「垂直站立的人」之意。他們的特徵又更接近於人類，腦容量一下子提升到一千毫升左右，約為南非古猿的兩倍，差不多是現代人類的百分之七十五左右。

讓腦容量大幅增加的契機，便是始於二百五十萬年前的肉食，直立人靠著肉食攝取到更多蛋白質；據信當時的直立人還不具備狩獵草食動物的能力，因此肉類的來源應該是取自肉食性動物吃剩的殘渣。

誕生於非洲的人類祖先，大約在十萬年前開始擴散到世界各地。目前已知其中之一的「尼安德塔人」，其蛋白質攝取量幾乎等同於狼或北極狐等肉食性動物。

附帶一提，蛋白質的攝取量一旦增加，體內的氮也會隨之增加。

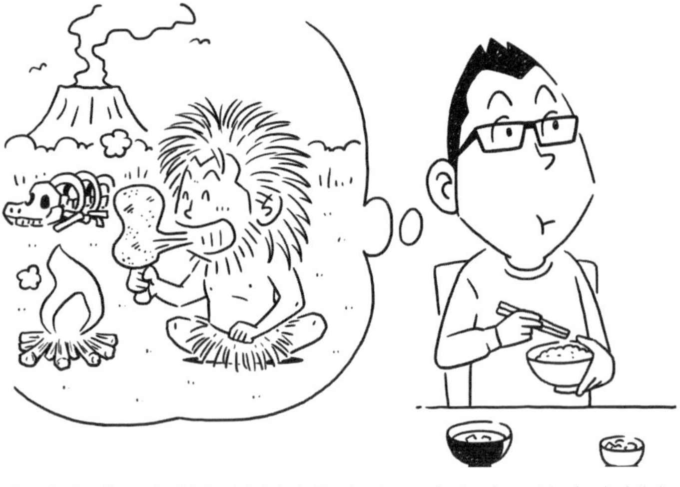

● 人類的身體，本就設計以肉為主食，也有人不適應米飯和麵包等食物。

因此，只要用放射性同位素標記檢查骨骼的含氮量，就能夠推定原始人的蛋白質攝取量。

然後，人們又在英國的「高夫洞穴」發現了距今約一萬四千年前、也就是即將進入農耕時期前的現代人類骨骼。經過研究顯示，當時的人類和尼安德塔人一樣攝取大量蛋白質。

食物當中能夠提供大量蛋白質的，只有肉類而已，因此可以推定，人類從一開始就以肉為食，和獅子、老虎同樣都屬於肉食性動物。

人體代謝機制，無法適應穀類當主食

人類開始栽培稻米或小麥等穀物，大約始於一萬年前。進入農耕時期以後，人類便開始食用穀物。

農耕開始的契機之一是氣候變動，由於地球持續暖化，有些大型動物的棲息地改變，有些生物瀕臨絕種，於是人類再也無法像以前一樣，光靠肉食就能夠攝取到必須的熱量。

● 為什麼吃米麥穀類，就一定瘦不下來？

因此，人類便靠著農耕的方式，改以穀物為主食。因為地球暖化擴大了植物適合生長的範圍，農耕也因此越來越普及。

能夠提供穩定食物來源的農耕，比肉食時期所能養活的人類多出二十到一百倍之多。結果便導致人口爆炸，人類遍及至地球上的每一個角落，而稻米、小麥或玉米等穀物的產量越來越大。

不過這裡潛藏著一個根本性的問題，雖然農耕大約始於一萬年前，但人類不可能從那一瞬間開始，就突然變身成草食性動物。

人類的營養素和熱量代謝的機制，是以約二百五十萬年前開始的肉食生活為基礎所構成的，因此在以肉食為基礎的前提之下，人類的身體根本還沒適應短短一萬年前才開始、以穀物為主食的飲食型態。

用現代一點的話來說，人類的身體預設值是肉食主義，並沒有食用穀物的這項設定。

有些人類只能從肉食中攝取維生素A

人類體內無法自行合成維生素A，就是人類並不適應以穀物為中心的飲食型態的證明。

維生素A是保護皮膚與黏膜的物質，肉類等動物性食品中都含有豐富的維生素A，一旦缺乏的話，有可能導致眼睛黏膜乾澀，造成乾眼症的問題。紅蘿蔔等綠黃色蔬菜中富含的「β胡蘿蔔素」，被小腸吸收後會變成維生素A。因此，即使不從動物性食品中攝取維生素A，還是可以從黃綠色蔬菜中攝取β胡蘿蔔素，避免維生素A不足的問題。

我們在二〇〇八年的研究中發現，有些人的身體比較不容易把β胡蘿蔔素合成為維生素A。在一項以女性為對象的調查中發現，**約有百分之三十五左右**

的歐洲人，身體的維生素A合成能力極低，也就是他們的身體不容易把β胡蘿蔔素合成為維生素A。會有這麼多人無法將β胡蘿蔔素合成為維生素A，唯一的可能，就是人體習慣從肉類等動物性食品中攝取維生素A。

◉把飯當主食，小心糖尿病、高血壓、高血脂！

明明應該以肉類為基礎，現代人的飲食習慣卻是一天三餐攝取大量的穀物，難怪身體會出現各種問題。其中之一的問題，就是肥胖。而肥胖所衍生出來的「糖尿病」、「高血壓」或「異常血脂症」等生活習慣病，追根究底來說，也有很多是肇因於這種以穀物為主、大幅偏離人類祖先習慣的飲食型態。

尤其是那些有「反應性低血糖症」的人，在吃完大量米飯或麵包後會感到昏昏欲睡，這表示他的身體恐怕尚未適應以穀物為主的飲食型態，必須特別注意肥胖或糖尿病等生活習慣病。

蛋白質是三大熱量來源，穀類無法提供

人類最初會以肉為主食，是因為肉類是優良蛋白質的來源。在一般人的觀念裡，「肉類熱量高，容易使人發胖」，因此很多減肥的人都盡量避開肉食。但實際上，米飯或麵包才是更容易使人發胖的食物，而且如果因為不吃肉而缺乏蛋白質的話，反而更容易造成肥胖問題。

人體結構從內而外都靠蛋白質，一定要慎選來源！

在此，我們先來好好認識一下「蛋白質」。蛋白質是經由人體攝取後會形成熱量的三大營養素（脂質、蛋白質、糖類）之一，構成人體的皮膚、骨骼、肌肉、頭髮、內臟、紅血球，還有現在流行的酵素，全都是由蛋白質所組成的。成人的身體約有百分之六十是水分，但水分以外的固態成分約有一半都是蛋白質。換句話說，構成體重的百分之二十左右都是蛋白質。

蛋白質的英文是「protein」，字源來自希臘語，意思是「最初的」。雖然我們平常可能毫無感覺，但蛋白質對身體來說就是如此重要。

蛋白質的種類約有十萬種之多，此外，蛋白質本身最多可由二十種胺基酸構成，而胺基酸的組合與排列順序，會影響到蛋白質的種類與作用。

在構成蛋白質的二十種胺基酸之中，有九種是人體無法自行合成的，分別是「色胺酸」、「蘇胺酸」、「離胺酸」、「纈胺酸」、「白胺酸」、「異白胺酸」、「甲硫胺酸」、「苯丙胺酸」和「組胺酸」等九種。**這些又稱「必需胺基酸」，必須從每天的食物當中攝取**，而肉類就是含有均衡的必需胺基酸的優良蛋白質來源。

缺乏蛋白質更易胖，一定要吃肉補充

缺乏蛋白質容易變胖，是因為代謝變慢的緣故；繼蛋白質之後，我們再接著了解代謝的原理。

「基礎代謝量」，就是「光躺著也會消耗掉」的基本必須熱量，基礎代謝量是為了維持體溫、呼吸或保持內臟及頭腦的運作，所須具備的最低限度的熱量。在一天消耗掉的熱量當中，基礎代謝量約占百分之七十。

會變胖還是變瘦，取決於飲食攝取的熱量與身體消耗的熱量是否平衡。基礎代謝量高的話，消耗的熱量容易超出攝取的熱量，於是也就比較不容易發胖；反之，基礎代謝量低的話，消耗的熱量容易少於攝取的熱量，也就比較容易發胖。

增加肌肉量，就是增加消耗的熱量

影響基礎代謝量的主要因素是「肌肉」，肌肉就像隨時隨地都處於運轉狀態的引擎一樣，就算身體一動也不動，還是會為了維持體溫而燃燒體脂肪，進行代謝的活動，其比例大約占基礎代謝量的百分之二十到三十。

在基礎代謝量之中，大腦或內臟的代謝量幾乎是固定的，不過肌肉的代謝量卻會依個人的生活型態而有巨大的差異。如果時常藉由運動鍛鍊肌肉，基礎代謝量就會提高，身體也比較不易發胖；反之，若因缺乏運動而導致肌肉量減少的話，基礎代謝量也會減少，身體就比較容易發胖。

沒吃什麼卻還是變胖？因為肌肉變少了！

除了運動之外，蛋白質的攝取量也會大幅影響肌肉量的增減。肌肉二十四小時都在「新陳代謝」，不眠不休地反覆進行分解與合成，正如前文所述，肌肉除了水分以外，幾乎大部分都是由蛋白質所構成的，因此一旦缺乏蛋白質，肌肉量就會因為缺乏原料而減少，結果代謝一旦下降，身體就很容易發胖。

平常運動量不足的人，在三十歲以後，肌肉量就會以下半身為中心，每年遞減百分之一。**肌肉每減少一公斤，一天的基礎代謝量就會下降約五十大卡，**一年下來就是五十大卡乘以三百六十五天，等於一萬八千二百五十大卡。由於一公斤的體脂肪是七千二百大卡，因此這樣計算下來，一年就會增加二・五公斤的體脂肪。

這就是中年發福的原理，如果你發現「自己明明沒吃太多東西，體重卻增加了」，這就表示你的肌肉恐怕衰退得比想像中還要嚴重。

兩個徵兆，馬上檢驗是否缺乏蛋白質

現在大家應該知道，蛋白質的攝取有多重要；話雖如此，究竟要如何才能確定蛋白質攝取足夠、還是身體肌肉正在因為蛋白質不足而逐漸衰退呢？想要知道正確答案，必須配合醫學上的檢查，不過，蛋白質是否足夠，其實有幾項徵兆可以檢驗。

● 水腫、手腳指變黃，很可能蛋白質不足

第一個檢驗方法，如果你在吃橘子或柳丁的時候，手腳會變成黃色的話，很有可能表示你缺乏蛋白質。橘子或柳丁的黃色，來自於「視黃醇」或「β-

隱黃素」等色素，而血液中負責運送這些色素的就是蛋白質。

一旦蛋白質不足，運送色素的蛋白質也會不足。由於視黃醇或β-隱黃素沒有被運送到需要的組織去，因此色素就會沉澱，使手腳等末端部位變成黃色。這種狀態就好像運送商品的貨車不夠，導致各地倉庫的存貨大爆滿一樣。

第二個就是「**水腫難以消退**」的人，恐怕也有缺乏蛋白質的疑慮。這是因為身體缺乏「白蛋白」的證明，白蛋白是一種由肝臟製造的蛋白質，

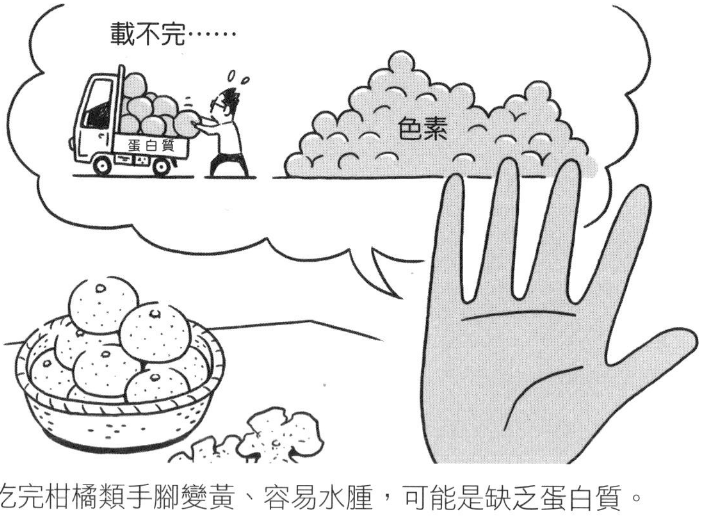

● 吃完柑橘類手腳變黃、容易水腫，可能是缺乏蛋白質。

作用就像船一樣，能夠載運酵素和脂肪酸，是血液中含量最多的蛋白質。

血液中的白蛋白濃度通常會維持在一定的水平，成人體內約有百分之六十是水分，這些水分可以自由地進出微血管壁，但白蛋白卻因分子較大，所以無法通過血管壁。

一旦身體缺乏蛋白質，導致白蛋白減少，水分就會滲出血管以提高濃度。此時，身體就會出現水腫的現象。

充分攝取蛋白質，啟動體內解毒系統

藉由吃肉增加蛋白質攝取量的好處，不僅是減肥而已，對於健康也有加分的作用，其中最重要的一點，就是可以提升身體的排毒效果。

食物當中也含有毒素，這些毒素會由肝臟進行解毒。毒素中的「水溶性」成分會經由腎臟混入尿液裡排出體外，但問題是有些毒素是難以溶於水的「脂溶性」毒素。萬一這些毒素未經解毒，隨著脂肪組織等堆積在人體內，並如陳年積雪般長期淤滯的話，就會對身體造成傷害。

隨著食物經由消化道進入體內的毒素，會溶入血液裡，流經消化道的血液會從「門靜脈」這條粗血管流入肝臟，經由肝臟解毒後，再把淨化後的血液運送到全身。

◉讓堆積在脂肪內的難解毒素，順利排出體外

肝臟的解毒分三階段進行，第一階段是把脂溶性毒素轉換成較易處理的水溶性毒素。這個階段需要一種叫「細胞色素Ｐ４５０」的酵素，肝臟會利用氧讓毒素變成可溶於水的水溶性物質。

第二階段，將水溶性毒素與胺基酸等結合，形成一種叫「接合體」的穩定物質。在最後的第三階段，接合體會混入肝臟製造的「膽汁」當中，經由消化道排泄，與糞便一起排出體外。

如果沒有蛋白質所供給的胺基酸，前兩個階段的解毒程序就會停滯。因為作用於第一階段的細胞色素Ｐ４５０是由胺基酸所組成，而第二階段在製造穩定的接合物時，胺基酸也是不可或缺的要素。

充分攝取蛋白質能讓肝臟順利進行解毒程序，有助於避免毒素的累積，進而預防對身體造成的傷害，請大家切記這項好處。

不吃藥，也能治好憂鬱症、失眠

蛋白質供給不足不僅對身體不好，連心情也會受到負面影響。現在有越來越多人受「憂鬱症」所苦，心情悶悶不樂、做事缺乏動力，整天活在不安與焦慮當中。造成憂鬱症的其中一項原因，就是腦內神經傳導物質「血清素」不足。

比起安眠藥、抗憂鬱劑，多吃肉更有效

血清素具有穩定心情、保持睡眠或體溫的節奏等作用，一旦短少，心情就容易起伏不定，製造血清素的原料，是人體無法自行合成的必需胺基酸「色胺酸」。

大腦分泌的血清素會被神經細胞再吸收，用於憂鬱症治療的「ＳＳＲＩ」藥物會阻礙這個再吸收的過程，以減輕血清素不足的症狀。不過在某些情況下，即使不依賴這種藥物，**只要攝取含有色胺酸的優良蛋白質，還是能夠促進血清素的分泌。**

我認為在嘗試藥物治療之前，應該先從肉類的蛋白質當中積極攝取色胺酸才對。很多憂鬱症患者總是抱怨著睡不飽，而睡眠不足又會使憂鬱症更加惡化，事實上，血清素也是造成這種惡性循環的元凶之一。

「褪黑激素」是幫助人安眠的代表性激素之一，人在體溫下降時，比較容易入睡，褪黑激素則具有降低體溫的作用，是由血清素合成而來。血清素合成為褪黑激素的過程，會在太陽出來的時候被中斷。當太陽下山，天色變暗以後，負責切換清醒與睡眠狀態的大腦才會根據體內時鐘下達指令，打開合成血清素為褪黑激素的迴路，促進褪黑激素分泌，進而降低體溫，讓身體進入容易入眠的狀態。

只要藉由吃肉、充分攝取蛋白質，讓身體獲得充分的胺基酸，就能確保體內有足夠的血清素和褪黑激素，也就能降低罹患憂鬱症或睡眠障礙的風險。

憂鬱症病例增加，很可能是肉沒吃夠

除此之外，影響動力或學習的神經傳導物質「多巴胺」，以及抑制焦慮的神經傳導物質「γ-胺基丁酸（GABA）」，也都與蛋白質的攝取有關。因為多巴胺和γ-胺基丁酸分別是由「苯丙胺酸」和「麩醯胺酸」等胺基酸合成而來。

苯丙胺酸是人體無法自行合成的必需胺基酸，麩醯胺酸雖然可以在體內自行合成，卻很難確保足夠的量，因此如果不攝取優良蛋白質的話，恐怕會導致苯丙胺酸或γ-胺基丁酸無法正常分泌。

根據我的推測，近年來憂鬱症病例之所以節節攀升，或許與粗食、糙米、蔬食的流行，使人們減少肉類的攝取，進而導致蛋白質不足大有關係。

為什麼在原始飲食中，牛肉不可或缺？

我所提倡的生酮飲食法，是希望藉由回到原始時代的飲食習慣，以符合人類身體需求的肉食為中心，來預防肥胖或生活習慣病。

在所有肉類之中，我最推薦的就是牛肉。野牛被人類馴養之後，是人類祖先獲取蛋白質的重要來源，就是我們現在食用的牛肉。

在西班牙北部的阿爾塔米拉洞窟裡，還清楚地留存著大約繪製於一萬五千年前的舊石器時代壁畫，其中清楚描繪了野牛、豬、馬、馴鹿等大型動物。

差不多同一時期的法國拉斯科洞窟壁畫上，也描繪了野牛、羚羊、馬、山羊、綿羊等多種動物。這些證據證明了野牛等大型動物，曾經是人類祖先重要的食物來源；接下來，就為大家說明吃牛肉的三大好處。

好處❶：蛋白質來源中，牛肉最不易引起過敏

整體而言，除了肉類之外，鮮奶、乳製品、蛋、魚貝類等動物性食品，也都可以攝取到優良蛋白質，但其中最為推薦的還是牛肉，**因為相對之下，牛肉比較不容易引起食物過敏。**

人會出現食物過敏的反應，是因為保護身體的免疫反應異常，所以把食物中所含的蛋白質當作異物，加以攻擊。免疫反應是身體對抗病毒等異物必不可缺的反應，但如果對日常攝取的食品產生反應，便會引起各式各樣的症狀。

食物過敏可分成兩種類型，一種是吃完以後立即發作的「急性食物過敏」，另一種則是吃完以後不會立即發作的「慢性食物過敏」。

容易造成急性食物過敏的有蛋和小麥等食材，症狀包括：打噴嚏、皮膚搔癢或濕疹等等。慢性食物過敏雖然不會立即出現症狀，但長期攝取，會導致體內發炎，甚至可能引發便祕、腹瀉、疲勞、關節痛或異位性皮膚炎等慢性疾病。

有很多人喜歡吃優格，因為普遍認為優格對身體好又可以解決便祕問題，但在那些靠優格解決便祕問題的人當中，也有不少人對優格有慢性過敏的問題，結果反而導致腹瀉等症狀。

除此之外，也有很多人患有「乳糖不耐症」，無法分解鮮奶或乳製品當中所含的乳糖，這些患有乳糖不耐症的人，一旦透過鮮奶或乳製品攝取蛋白質，很容易造成腸胃不舒服。

根據日本食品衛生法規定，加工食品必須標示出原材料當中所含的過敏原。其中有標示義務的特定原材料包括「蝦子、螃蟹、小麥、蕎麥、蛋、奶類、花生」等七項。由此處也可以看得出來，魚貝類、蛋、奶類、鮮乳和乳製品都是很容易引起過敏的食物。

◉好處❷：助代謝、防疲勞，一定需要維生素B群

很多人都不知道，其實牛肉當中除了蛋白質，還含有許多人體無法自行合成的維生素或礦物質。尤其在維生素當中，又以維生素B群最為豐富。牛肉當中含有B_1、B_2、B_6、B_{12}等四種維生素B。**由於B群是一種水溶性維生素，無法貯存在體內，因此每天都應該充分攝取才行。**

所有的維生素B都與營養素的代謝有關，B_1是糖類，B_2是脂質、蛋白質和糖類三大營養素，B_6是蛋白質，B_{12}是脂質和蛋白質，這些維生素B各自扮演著協助營養素代謝的輔酶角色。

當B_1不足導致糖類代謝變慢時，人體就會因熱量不足而產生疲勞感。所以很多標榜消除疲勞的營養補充品，當中都含有B_1。當身體極度缺乏B_1時，那些偏好糖類的神經細胞便會受損，進而引發「腳氣病」。

細胞的熱量代謝必須用到B_2，因此缺乏B_2時，代謝頻繁的皮膚或黏膜狀態

便會惡化，進而造成口內炎或皮膚炎等症狀。正因如此，治療口內炎的藥物才會以B_2為主要成分。

B_6與構成蛋白質的胺基酸代謝有關，在由胺基酸所構成的神經傳導物質的代謝上也有一定的作用。

B_{12}會與同為B群之一的「葉酸」合作，協助合成血液中負責輸送氧氣的紅血球。當B_{12}不足導致紅血球品質降低時，細胞或組織就會出現缺氧的現象，甚至有可能成為動脈硬化的誘因。

植物性食品除了海苔以外，幾乎都不含B_{12}。有一種說法是，蔬菜等植物性食品對身體有益，而牛肉所代表的動物性食品攝取過多則對身體不好，但如果過度排斥動物性食品，很容易導致B_{12}不足。尤其是完全不吃動物性食品的素食主義者，更容易有缺乏B_{12}的問題。

● 好處❸：礦物質鐵和鋅，改善貧血和憂鬱

從牛肉中可以攝取到的礦物質有「鐵」和「鋅」，這兩種都是很容易缺乏的礦物質。

鐵是構成血液中負責運送氧氣的紅血球的主要成分，雖然紅血球內與氧氣結合的是「血紅素」，但血紅素是由蛋白質和鐵所組成。因此，缺乏蛋白質和鐵會導致血紅素不足，如此一來便無法有效率地輸送氧氣，進而造成貧血的問題，這種「缺鐵性貧血」很容易發生在每月流失大量經血的女性身上。

鐵雖然是身體必須的營養素，但也有一些令人在意的報告顯示，如果攝取過量的鐵，會刺激「活性氧」所造成的氧化作用，而活性氧所造成的氧化壓力，更是老化或癌症的原因。

聽到這一點以後，很多人或許會遲疑究竟該不該吃牛肉，但這些擔心都是多餘的，**因為牛肉當中所含的鐵，是與蛋白質結合的「血質鐵」，與造成氧化**

壓力的鐵毫無關聯。

鋅也是牛肉當中所富含的礦物質之一，雖然在大部分人的印象裡，講到鋅通常會想到牡蠣，但牛肉當中的鋅含量也不亞於牡蠣。

鋅是一種與細胞新陳代謝有關的礦物質，細胞在新陳代謝的時候，會從細胞內的DNA上讀取情報。此時，有一種蛋白質會與DNA結合，而鋅就是讓這種蛋白質發揮作用的關鍵角色。因此，這個與DNA結合的蛋白質便起名自鋅（zinc），叫做「鋅指（zinc finger）」。

鋅可以幫助人體內二百種以上的酵素運作，其中最不可忽視的，就是協助合成血清素、多巴胺、γ-胺基丁酸等腦內神經傳導物質的部分。正如前文所說明的，缺乏這些神經傳導物質有可能引發憂鬱症等情緒疾患。

【專欄❶】

不能吃牛肉怎麼辦？「大豆」也是優良的蛋白質來源

大豆或大豆食品同樣是蛋白質的來源之一，但過去人們對於豆類的評價並不高，因為大豆的「胺基酸分數」很低，這個分數是指某種食物當中含有多少人體無法自行合成的必需胺基酸。

根據一套始於一九一九年的「PER」分析方法，動物性食品的胺基酸分數基本上都很高，牛肉和蛋都被評為滿分一百分。相對於此，植物性食品的胺基酸分數比較低，而大豆因為人體無法自行合成的「甲硫胺酸」含量很少，所以只得到八十分，於是，「肉類是比大豆更優秀的蛋白質來源」的誤會就這樣產生了。

大豆蛋白質具有燃脂、增加腸內好菌的功效

PER法是根據成長期的白老鼠實驗結果，計算出胺基酸的必需量。由於白老鼠全身充滿體毛，因此需要較多的甲硫胺酸來供給體毛生長，然而俗稱「裸

體猿猴」的人類，因為體毛退化的緣故，不像白老鼠一樣需要那麼多的甲硫胺酸。

因此，蛋白質的評價標準改變，自一九八五年起，改以人類所需的必需胺基酸為標準，「二歲以上的所有年齡層，大豆蛋白質的胺基酸分數是一百分」。後來從一九九〇年開始，又改成「PDCAAS」評價法，把消化吸收率納入標準，大豆蛋白質和牛肉或蛋一樣，都獲得了滿分一百分的評價。

大豆蛋白質更具有其他蛋白質所沒有的功能，在美國，大豆蛋白質的健康效果比在日本更受關注，**目前已知一天攝取二十五公克的大豆蛋白質，能夠有效降低心臟病的風險**。此外，大豆蛋白質具有幫助脂肪燃燒的減肥效果，也已經獲得承認。

大豆或大豆食品當中雖然含有糖類，但其中的「大豆寡糖」不會在消化道內被分解，因此並不會提高血糖值。另一方面，大豆寡糖一旦進入大腸以後，還會成為好菌的養分，具有活化好菌，改善腸道環境的效果。

第 2 章

燃脂、吃不胖，
啟動調校體質的生酮開關

一味攝取低卡飲食，絕對很難瘦

生酮飲食法並不是光吃一大堆肉就夠了，還要排除米飯、麵包或玉米等穀物食品才行。正如第一章所述，人們之所以無法擺脫肥胖，就是因為大家都避開原始的主食肉類，改以米飯或麵包為主食。

飯麵穀類中的糖，才是變胖的主因

因此，本章將為各位說明以穀物食品為主食會變胖的原因。除此之外，還會介紹在穀物食品之外，還有哪些是同樣應該避免的食品。

生酮飲食法的特色，不僅是改以肉類為主食，還要抑制飲食中的糖類攝取量。**因為比起攝取過多的熱量，其實攝取過多糖類，才是最主要造成肥胖的原因**。吃穀物會變胖，是因為穀物本身充滿糖類，至於吃肉類可以變瘦，則是因為牛肉等肉類當中幾乎不含糖類。

過去的飲食法都只以熱量為標準，若從食物當中攝取的熱量，超過藉由運動等消耗的熱量，未消耗的多餘熱量就會形成體脂肪，導致身體發胖。反之，若減少熱量的攝取，則攝取的熱量就會低於消耗的熱量，如此一

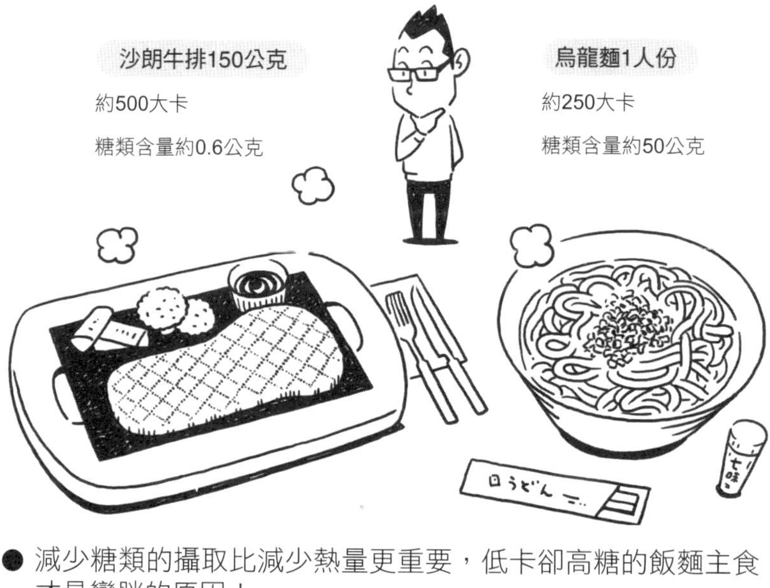
沙朗牛排150公克
約500大卡
糖類含量約0.6公克
烏龍麵1人份
約250大卡
糖類含量約50公克

● 減少糖類的攝取比減少熱量更重要，低卡卻高糖的飯麵主食，才是變胖的原因！

來體脂肪就會去補充不夠的部分，於是身體自然而然會變瘦。

但是就算再怎麼限制熱量，只要不避開糖類的攝取，就絕對不可能瘦下來。假如邀請正在減肥的朋友去吃午餐，並且問他：「烏龍麵和牛排，哪一個比較好？」相信大部分正在減肥的人，都會立刻回答「烏龍麵」，因為熱量比牛排低。

◉選擇「低熱量麵食」，不如吃「低糖牛排」

一份水煮烏龍麵（二百四十公克）的熱量約為二百五十大卡，這還只是麵本身的熱量而已。另一方面，一客厚一公分的沙朗牛排（一百五十公克），料理前大約是五百大卡，不過即使如此，牛排的熱量還是將近烏龍麵的兩倍。

若按照以往只注重熱量控制的飲食法，選擇熱量只有牛排一半的烏龍麵才是正確解答。**但在生酮飲食法中，減少糖類的攝取比減少熱量更重要。**

從這個角度出發，如果想要減肥的話，選擇牛排而非烏龍麵才是正確解答；因為烏龍麵所含的糖類遠遠超過牛排。一人份的水煮烏龍麵（二百四十公克），糖類含量約為五十公克。相對於此，沙朗牛排（一百五十公克）的糖類含量只有〇・六公克。烏龍麵的糖類含量是沙朗牛排的八十倍以上，所以吃烏龍麵比吃牛排更容易變胖。

三餐攝取糖類，會養成易胖體質

無論再怎麼減少熱量，只要持續攝取大量糖類，永遠也不會有瘦下來的一天！以下就來詳細說明糖類、胰島素和肥胖賀爾蒙的關聯。

糖類促使胰島素分泌，累積體脂肪且難以分解！

攝取過多糖類會變胖，全都是因為「胰島素」在作祟。胰島素是由胰臟當中，一處叫蘭氏小島的部位的β細胞所分泌出來，一旦吃下像米麵穀物等含有大量糖類的食物，胰臟就會分泌大量的胰島素。

而大量分泌的胰島素會促進體脂肪的堆積，進而使身體越來越肥胖。體脂肪是被儲存在脂肪細胞裡的「中性脂肪」。胰島素具有合成中性脂肪的作用，同時也會阻礙中性脂肪的分解。

因為胰島素會促進中性脂肪，也就是體脂肪的合成，同時還會抑制分解，**只要持續攝取糖類，促使胰島素大量分泌，就絕對不可能減肥成功**，這也是為什麼胰島素會被稱為「肥胖荷爾蒙」的原因。

雖然被稱為肥胖荷爾蒙，但胰島素原本的使命並不是要讓人類發胖，不僅如此，人類其實是托胰島素的福，才有辦法熬過飢餓時代活到現在。

在現代文明社會，食物取得方便，但從長達數百萬年的人類史來看，這絕對是前所未有的特例。人類從上古時代就一路對抗飢餓的威脅，總是活在「不知道下一餐在哪裡」的恐懼之中。根據聯合國糧食及農業組織（FAO）的報告顯示，時至今日，全世界依然有八分之一的人口，也就是約八億六千八百萬人處於慢性營養不良的狀態。

而人類對抗飢餓的最大功臣，就是胰島素。一旦幸運得到含糖類的食物，身體就會靠著胰島素把糖類儲存為體脂肪。在沒有食物可以吃的期間，身體就會一邊分解先前儲存的體脂肪作為熱量來源，一邊熬過飢餓的日子。

糖類也會以「糖原」的形式儲存在肌肉或肝臟中，不過量非常地少，肌肉當中只有約二百到三百公克，肝臟約五十到八十公克而已。相對於此，體脂肪就算儲存數十公斤都不是問題。此外，平均一公克的糖類只能產出四大卡的熱量，平均一公克的脂質卻能產出兩倍以上的九大卡熱量，由此可知，**體脂肪是效率極佳的熱量來源。**

胰島素原本是人類對抗飢餓的武器，現代人卻一天三次、餐餐攝取糖類，而這樣的生活型態，正是招致肥胖的罪魁禍首。

為了讓細胞利用糖類，身體會二十四小時不間斷地少量分泌胰島素，這就是所謂的「基礎分泌」。然而，一旦吃進含有大量糖類的食物，血糖值就會急遽攀升，此時，身體會「追加分泌」出超過基礎分泌數十倍的胰島素，最終導致肥胖的結果。

低熱量的米飯麵食，反而會累積體脂肪

胰島素的基本作用就是降低血糖值，血糖就是血液中的葡萄糖。糖類在體內會以葡萄糖的形式存在，平均一分升（一百毫升）的葡萄糖量就稱血糖值。一般健康的人，空腹時的血糖值會維持在每分升八十到一百毫克左右。然而，一旦吃進含有大量糖類的食物，當糖類被消化吸收成為葡萄糖後，血糖值就會急速上升。

若血糖值始終居高不下，血液的滲透壓就會上升，使人陷入致命性的危險狀態。為了避免這種事情發生，胰島素就會在此時登場。因為胰島素會把糖類帶進肝臟、肌肉、心臟或脂肪細胞裡以降低血糖值，讓體內環境維持在穩定的狀態。

◉三餐都吃米或麵，糖類會促使體脂不斷累積

把糖類運送到細胞內部的是一種叫「GLUT」（葡萄糖載體蛋白）的物質，這是一種像接駁車一樣的載體。葡萄糖載體蛋白有數種類型，而肝臟、肌肉、心臟和脂肪細胞所具備的則是葡萄糖四號運輸載體（GLUT4）。葡萄糖四號運輸載體通常都躲在細胞深處，只有在胰島素起作用時，才會移動到細胞表面，把糖類帶回細胞內部。

靠著胰島素帶回細胞內部的糖類，會依不同的部位而有不同的利用方式。在肌肉和肝臟中，就像前述一樣被貯存為糖原；在二十四小時跳動的心臟裡，會被當作運動熱量直接消耗掉；在脂肪細胞當中，則是被合成中性脂肪後，以體脂肪的形式貯存下來。

如果一天三餐都過著餐餐攝取糖類的生活，肌肉和肝臟中儲存糖原的容器就永遠也空不下來。由於心臟使用得到的糖類並不多，**因此其餘無處可去的糖**

類，最終就會變成體脂肪。

我希望所有正在減肥的人，一定要牢牢記住：「只有糖類能提高血糖值、讓胰島素追加分泌，進而增加體脂肪」。因為無論吃下熱量再高的東西，只要當中不含糖類，血糖值就不會上升，胰島素也不會追加分泌。

如前文所述，三大營養素「脂質、蛋白質和糖類」，經人體攝取後會形成熱量。蛋白質和糖類是平均一公克產生四大卡熱量，脂質是平均一公克產生九大卡熱量，因此以往重視熱量控制的飲食法，都把重點擺在減少高熱量脂質的攝取。

不過無論攝取多少脂質或蛋白質，血糖值都不會上升，因此不會造成胰島素追加分泌。因為不會分泌讓體脂肪堆積的胰島素，所以脂質或蛋白質的攝取與肥胖並無直接關聯。雖然最近發現有部分胺基酸會刺激胰島素分泌，但還不到需要擔心的程度。

甜食和澱粉，是致胖的主因

糖類含量多的包括米飯、麵包、麵類、營養穀片等等，這些都是用稻米、小麥或玉米等穀物精製而成的食品，在亞洲地區已成為人們的主食。麵類除了本章開頭所舉的烏龍麵，還包括蕎麥麵、義大利麵、拉麵、素麵……等。

含有糖類的食物不限於上述的穀物食品，生酮飲食法也必須排除同樣含有大量糖類的食物；造成「肥胖荷爾蒙」胰島素分泌的「糖類」，還存在於許多食物中，不可不注意。糖類一般稱為「碳水化合物」，碳水化合物就是「糖類＋膳食纖維」。膳食纖維就是食物當中難以被人體消化酵素消化的纖維質，由於攝取膳食纖維幾乎不會產生熱量，也不會提高血糖質，因此本書把碳水化合物分成「糖類」和「膳食纖維」兩種不同的類型。

全麥麵包、糙米飯富含膳食纖維，但含糖量驚人

在一般人的觀念裡可能認為，比起白飯，糙米飯更健康，比起白吐司，裸麥、全麥麵包更健康，**但無論是糙米飯還是全麥麵包，當中都含有大量的糖類**。糙米飯和全麥麵包只是更富含膳食纖維而已，至於本身的含糖量，與白飯和吐司並沒有什麼差別。

糖類含量與穀物食品相當的還有砂糖，砂糖的主成分是「蔗糖」，是由葡萄糖和果糖所組成。

由於砂糖被吸收的速度很快，因此比穀物食品更容易提高血糖值，進而導致號稱肥胖荷爾蒙的胰島素追加分泌，所以飲食當中請盡量避免含有大量砂糖的甜點、清涼飲料、蜂蜜或楓糖等食品。

用砂糖熬煮的菜餚，或是紅燒、壽喜燒等料理方式也應該盡量避免。如果要吃牛肉的話，最好選擇涮涮鍋或牛排，而非壽喜燒。

澱粉和麵衣也都含糖，少吃蕃薯、黑輪和餃子

馬鈴薯、蕃薯、芋頭、日本薯蕷等薯類當中，也含有「澱粉」這種糖類，同樣會提高血糖值。用馬鈴薯等原料製成的冬粉、葛粉條、竹輪或魚漿製品，因為都含有澱粉，因此都是含糖的食品。

大阪燒或章魚燒都是使用含糖類的麵粉製成，咖哩或燉菜的麵糊，以及餃子、燒賣、春捲等點心類的皮，也都含有麵粉。麵粉類食品、使用麵糊的料理和點心類，也都應該盡量避免。

酪梨是水果類首選，喝酒時請選葡萄酒為佳

除此之外，水果當中也含有葡萄糖或果糖等各式各樣的糖類，**其中又以蘋果、葡萄柚、香蕉等為最多**。糖漿類水果罐頭和果汁當中，也都含有大量糖

類。一顆蘋果或葡萄柚平均含有二十五公克以上的糖類，每根香蕉也有二十一公克以上的糖類。

水果當中唯一糖類含量少的是酪梨，平均每顆只含有約一・五公克的糖類，所以除了酪梨以外，其他水果也盡量少吃。

在第三章中會提到，蔬菜是生酮飲食法中強烈推薦一定要攝取的食物，但其中也有像南瓜或蓮藕這類糖類含量多的蔬菜，所以攝取時請注意，避開糖類含量多的蔬菜。另外，**市售添加果汁**

含糖量高的十種食品，請盡量避免食用！	
❶穀物	米飯、麵包、麵類、營養穀片
❷砂糖	甜點類、清涼飲料、蜂蜜、楓糖
❸薯類	馬鈴薯、蕃薯、芋頭、日本薯蕷
❹澱粉食品	冬粉、葛粉條
❺麵粉類料理	大阪燒、章魚燒
❻點心類	餃子、燒賣、春捲
❼用麵糊做的料理	咖哩、燉菜
❽含糖量高的水果	蘋果、橘子、香蕉、水果罐頭、果汁
❾高糖量蔬菜	南瓜、蓮藕等根菜類，蔬果汁
❿高糖量酒類	日本酒、啤酒類飲料、紹興酒、馬格利

的蔬菜汁也請盡量避免。

酒類當中也含有糖類。啤酒類飲料、日本酒、紹興酒和馬格利等「釀造酒」的糖類含量都很多，一罐啤酒（三百五十毫升）約含十一公克的糖類，一合日本酒（一百八十毫升）約含九公克的糖類。在釀造酒之中，**葡萄酒算是糖類含量較少的類型**，因此少量飲用並無大礙；一杯紅酒（一百毫升）約含一・六公克的糖類，一杯白酒約含二・〇公克的糖類。

彙總以上的重點，這些糖類含量較多的食品，在生酮飲食法中都應該盡量避免。

降體脂、消贅肉，越吃越瘦的燃脂食材

雖然生酮飲食法是以肉類為主食，不過，也可以攝取含糖量較少的食物。例如和肉類同樣是蛋白質來源的食物，包括魚貝類、蛋、大豆或大豆食品（豆腐、納豆、水煮大豆、手工豆漿）。這些蛋白質來源均衡地含有人體無法自行合成的必需胺基酸，以及人體無法自行合成的必需脂肪酸。

黑豆或鷹嘴豆等大豆以外的豆類也可以攝取到蛋白質，但由於其中的含糖量較多，因此必須格外注意。一大匙的水煮大豆只含有〇・三公克的糖，但同樣一大匙的黑豆卻含有二・〇公克，鷹嘴豆則有二・二公克。另外，最好挑選無糖的手工豆漿，因為罐裝、鋁箔包的豆漿除了含糖量高，也有許多添加物。

鮮奶和乳製品雖然也是蛋白質的來源，但鮮奶或優格當中含有不少糖類，

而且有些人還會過敏，因此我個人並不推薦。**乳製品當中的低糖食品包括起司和奶油，不過這兩種食品的熱量都很高，所以也要留意攝取量。**

●不可輕忽加工食品和調味料中的砂糖含量

能夠攝取到維生素、礦物質、膳食纖維的食品，包括糖類含量少的蔬菜、海藻類以及菇類。糖類含量少的蔬菜有菠菜、小松菜、茼萵、帝王菜等葉菜類，以及青花菜、花椰菜、香芹、紅椒、黃椒和高麗菜；洋蔥、番茄、胡蘿蔔和大蒜雖然是營養價值高的蔬菜，但糖類含量相對較多，請勿攝取過量。

海藻類包括裙帶菜、海苔、鹿尾菜、寒天等等。菇類則包括香菇、金針菇、鴻喜菇等等。這些都是糖類含量少的食物，但用砂糖調味燉煮出來的加工食品仍應盡量避免。

酒類當中，燒酌、威士忌、伏特加等「蒸餾酒」的糖類含量少，因此可以適度飲用。這些蒸餾酒基本上糖類含量趨近於零，不過，還是應該避免飲用摻了甜碳酸飲料或果汁的調酒。

調味料方面，橄欖油或芝麻油等植物油、鹽巴、胡椒、醋、美乃滋等，都是低糖調味料。至於原料當中**含有砂糖**的醬汁、番茄醬、蠔油、味醂、燒肉醬等，由於糖類含量較多，因此請盡量避免。

彙總以上的重點，上一頁列表中糖類含量較少的食品，都是生酮飲食法中應該攝取的食品。

阻斷體脂形成的低糖食材	
❶肉類	牛肉、豬肉、雞肉、羊肉
❷魚貝類	沙丁魚、秋刀魚、鯖魚、鮪魚
❸大豆、大豆食品	水煮大豆、豆腐、納豆、凍豆腐、人工豆漿
❹乳製品	起司、奶油
❺含糖量少的蔬菜	葉菜類、青花菜、花椰菜、香芹
❻海藻類	裙帶菜、海苔、鹿尾菜、寒天
❼菇類	香菇、金針菇、鴻喜菇
❽含糖量少的酒	燒酌、威士忌、伏特加
❾含糖量少的調味料	植物油、鹽巴、胡椒、醋、美乃滋

暢飲零卡飲料，真的不會發胖？

為了降低熱量，越來越多食品開始使用熱量較低的人工甜味劑來取代砂糖。另外，或許是因為媒體開始報導「砂糖比高熱量更容易造成肥胖」這項事實，所以有越來越多食物或飲料標榜「無糖」，但其實卻使用人工甜味劑來取代砂糖。

選擇零卡飲料，還是會有肥胖和三高的風險

人工甜味劑包括「合成甜味劑」與「糖醇」，美國食品藥品管理局（FDA）和臺灣衛福部食藥署認可的合成甜味劑與糖醇，包括「阿斯巴

甜」、「紐甜」、「蔗糖素」、「糖精」、「木糖醇」、「山梨糖醇」、「麥芽糖醇」、「乳糖醇」等等。通常加工食品的成分標示欄上都會列出這些名稱，在購買時可以先行確認。

這些人工甜味劑通常標榜著不易提高血糖值，因此不會刺激胰島素追加分泌，當然也就不容易使人發胖。不過，這些說法似乎與事實有出入。

嚐一口含有人工甜味劑的食物或飲料，如此香甜的滋味，竟然低熱量？竟然是無糖？很多人會因此欣喜不已。但是，早從那一瞬間開始，胰島素就已經在體內追加分泌了。

凡是含有大量糖類，以及一放進嘴巴就能感覺到「好甜！」的食物，百分之百會提高血糖值。血糖值一旦急速上升，會對全身的細胞造成傷害，因此一定要盡快把血糖攝取近細胞裡，讓血糖值下降才行。因此，**一旦舌頭感覺到「好甜！」胰臟就會反射性地開始分泌胰島素。**

有一項著名的實驗叫「巴夫洛夫的狗」，讓狗兒先聽到鈴聲，再餵食飼料，久而久之，當牠習慣這樣的餵食順序，只要一聽到鈴聲，就反射性地知道「有飼料可以吃」，於是嘴巴自然而然會分泌唾液。

同理，當人體一再經歷「攝取有甜味的食物→血糖值上升」的狀況，久而久之，即使攝取人工甜味劑不會使血糖值上升，但只要嘴巴一感覺到「好甜」，胰臟就會反射性地開始分泌胰島素。

美國的醫學雜誌《循環》（*Circulation*，二〇〇七）曾經發表一份報告，每天平均飲用一罐含糖類碳酸飲料的人，罹患代謝症候群的風險是每天飲用一罐以下者的二倍。

代謝症候群是一種由肥胖所引起，合併糖尿病、高血壓和異常血脂症等病症。**而且利用人工甜味劑來減肥的碳酸飲料飲用者，竟然同樣容易罹患代謝症候群**，這個結果讓抗老化醫師之間流行起一個說法：「吃的時候甜美，下場卻一點也不甜美。」

人類的身體，並不需要攝取「糖」

每次提出戒掉糖類的建議，一定會有很多人懷疑，「不攝取糖類，會對身體有不良影響吧？」對此，我要再次強調「沒關係，一點問題也沒有」。因為，糖類並不是人體的必需營養素。

必須營養素中，只有「糖類」可由人體自行合成

人體應該從食物當中攝取的營養素有五種：脂質、蛋白質、糖類、維生素和礦物質。其中人體無法自行製造的是部分脂質、蛋白質、維生素和礦物質這四種。在下一節會有更詳細的說明，然而簡單來說，**人類的身體即使完全不額**

外攝取糖類，也具有自給自足最低必需量的機制。

正如前文所述，蛋白質最多是由二十種胺基酸所組成。其中有九種是人體無法自行合成的必需胺基酸，因此必須要每天從肉類等食物當中攝取。

脂質是構成包覆細胞的細胞膜或激素的材料，其中有一部分也無法由人體自行合成。無法由人體自行合成的脂肪酸又稱「必需脂肪酸」，和必需胺基酸一樣，必須每天從食物當中攝取。

維生素和礦物質雖然在體內負責各式各樣的工作，卻無法在體內合成。缺乏維生素或礦物質會使人生病，因此也必須從食物當中攝取。眾所皆知的例子包括缺乏維生素 B_1 會導致腳氣病，缺乏維生素C會導致壞血病等等。

在一九三〇年代以前，日本每年有一萬人以上死於腳氣病。此外，在進入十八世紀以前，稱霸大航海時代的歐洲船員很多都死於壞血病，連海盜都聞之色變。**糖類與這些營養素的根本性差異，就在於人體可以自行合成**。所以我們聽過必需胺基酸或必需脂肪酸，卻從來沒聽過「必需糖類」的存在。

人體會自行產生葡萄糖，無須另外攝取

糖類會在人體內轉化為葡萄糖，作為人體的能量，這個在體內製造葡萄糖的機制就稱「糖質新生作用」。肝臟會以胺基酸（蛋白質）和甘油（脂質）為材料製作葡萄糖，有一部分的糖質新生作用也會在腎臟內進行。

從蛋白質和脂質中，分解出自給自足的葡萄糖

胺基酸的來源主要是肌肉，而肌肉是由蛋白質、也就是胺基酸所組成，肌肉為了維持機能，會持續進行新陳代謝，反覆地分解與合成；過程中分解出來的部分胺基酸，就會被肝臟借來努力地製造葡萄糖。

另一方面，甘油的來源則是脂肪細胞。脂肪細胞中的中性脂肪被分解後，會成為脂肪酸和甘油，肝臟就是利用此處的甘油來製造葡萄糖。

在日本，厚生勞動省（相當於我國衛福部）公布的「日本人飲食攝取標準（二〇一〇）」，當中已載明糖類並非必需營養素，其中關於「碳水化合物」的敘述如下：

「消化性碳水化合物（糖類）的每日最低必需量推定約為一百公克。不過這並不是一定要攝取必需最低量的意思，因為肝臟會依據人體所需，利用肌肉釋出的乳酸或胺基酸以及脂肪組織釋出的甘油，進行糖質新生作用，以供給血液中的葡萄糖。」

由最後幾句的說明可知，**人體可以靠糖質新生作用獲得葡萄糖的基本必須量**，是已由日本政府明確承認的事實。

糖質新生作用，可維持一定的血糖值

糖質新生作用有一個很重要的功能，就是維持血糖值。血糖就是血液中的葡萄糖，是所有細胞的熱量來源。因此，血糖值通常都維持在每分升八十到一百毫克。

假設血液為五公升，血糖值是每分升一百毫克的話，血糖的總量只有五公克而已，不超過一顆方糖的分量。由於高血糖會對全身細胞造成傷害，因此血糖值通常都會被抑制在如此微量的程度。

即使身體靜止不動，每小時還是會消耗掉約六公克的血糖。尤其血液中負責運送氧氣的紅血球只能以血糖為熱量來源，因此光是這個部分，每小時就能消耗掉約四公克的血糖。

當全身細胞持續利用血糖時，血糖值就會下降。此時，為了提高血糖值，身體就會分泌各種激素。人體內降低血糖值的激素只有胰島素而已，提高血糖值的激素卻有「升糖素」、「腎上腺素」、「生長激素」等好幾種。

蛋白質和脂質能維持血糖值，自體存量很充足！

血糖值一旦開始下降，身體就會把貯存在肝臟中的糖原分解成葡萄糖，釋放到血液當中，以提高血糖值。附帶一提，糖原也會貯存在肌肉裡，不過肌肉的糖原是肌肉專用的，並無提高血糖值的作用。

貯存在肝臟裡的糖原只有七十到八十公克左右，如果為了維持血糖而持續分解糖原的話，大約十二個小時就會全數被分解完畢。

細胞沒有氧氣就無法存活，負責運輸氧氣的紅血球，絕對不能因血糖不足而無法運作，因此人體才會有肝臟的糖質新生作用。

維持血糖的糖原存量是七十到八十公克，短短十二小時就會消耗完畢。另一方面，**糖質新生作用所需的胺基酸和甘油等材料，卻有一百倍以上的存量。**因為構成胺基酸的蛋白質以及構成甘油的中性脂肪，在人體內都有數十公斤之多，完全可以自給自足。

吃飽就想睡？米飯麵食吃太多了！

相信也有人會擔心，「不攝取糖類的話，會不會因為低血糖而頭暈呢？」不過正如前文所說明的，**即使不攝取糖類，人體也會進行糖質新生作用，提高血糖值，因此根本不必擔心低血糖的問題。**

最明顯的證據就是，每次新聞報導說，有人在海邊或山上遇難，好多天沒吃東西，獲救時卻沒聽說有人因為低血糖而陷入生命危險。不攝取糖類之所以不會造成低血糖，就是因為體內的糖質新生作用，可以讓血糖值維持在一定的數值。

反而是習慣三餐都要攝取糖類的人，比較需要擔心血糖值下降的問題，也就是反應性低血糖症。一旦從米飯或麵包中攝取大量糖類，血糖值就會急速上升；此時，為了降低過高的血糖值，胰臟會在短時間內追加分泌胰島素。如果血糖值因為胰島素而下降過快的話，就會陷入反應性低血糖症。

吃飽想睡、餓不得？你就是該戒糖的肉食體質

通常會在用餐一到兩個小時後感到昏昏欲睡的人，就有可能是反應性低血糖症。因為腦神經細胞也很喜歡血糖，一旦血糖值下降過快，腦神經細胞的活動量就會降低，使人感覺到昏昏欲睡。

反應性低血糖症的人是屬於「肉食體質」，他們的體質天生就不擅長為了處理吃進體內的糖類、分泌適量的胰島素。因此，一旦攝取糖類，身體會在短時間內進入高血糖的狀態，之後為了降低血糖，又會分泌過多的胰島素，最後陷入導致低血糖。

血糖值忽高忽低，不僅會對血管造成壓力，心情也會因為自律神經失調而

起伏不定。剛吃過東西沒多久又馬上肚子餓，如果不趕快填飽肚子就會焦躁不安，這種類型的人也可能有反應性低血糖症。

另外，喝酒喝到一半，突然感覺到一股醉意，「奇怪？以前都不會這樣的啊。」如果出現這種情況的話，也有可能是反應性低血糖症在作祟。

胰島素不僅會把糖類帶進細胞裡，也會把酒類當中所含的酒精一併帶進細胞裡。喝酒會醉，就是因為酒精被帶進腦神經細胞裡，造成機能癱痺的緣故。一邊攝取糖類含量多的食物一邊飲酒，大量分泌的胰島素就會加速神經細胞吸收酒精，此時身體就會感覺到強烈的醉意。

無糖飲食，啟動「生酮燃脂開關」

戒糖能夠瘦身的首要原因，就是體內不會因攝取含糖食物讓胰島素大量分泌，導致體脂肪堆積、又難以分解。第二點就是即使不運動，身體也可以持續燃燒體脂肪，這個燃脂的關鍵，就是「酮體」，也是生酮飲食的重點。

◉身體無「糖」可用，只能消耗「體脂肪」當能量

身體的熱量來源是脂質、蛋白質和糖類三大營養素，而三大營養素的消耗順序是「糖類→脂質→蛋白質」。

其中蛋白質由於肩負著構成身體組織的重要任務，因此脂質和糖類才是全

身細胞實質上的熱量來源。想要瘦下來的話，一定要消耗掉體內堆積的脂質（中性脂肪），但在此之前，必須先把糖類用完才行。

如果一天三餐都攝取糖類的話，體內就會大量貯存，身體就會優先使用糖類。如此一來，不僅無法消耗掉造成肥胖的中性脂肪，反而還會累積更多！因為多餘的糖類會在胰島素的作用下，轉變成中性脂肪。

一旦戒掉糖類，身體就會開始分解中性脂肪。血糖的消耗一旦增加，身體就會分泌升糖素、腎上腺素或生長激素等激素。這些激素會對貯存脂質的體脂肪起作用，分解堆積在內部的中性脂肪。

器官運轉所需的能量，從體脂中不斷分解

中性脂肪被分解為脂肪酸和甘油後，會經由血液送往肝臟。由於脂肪酸可以直接化為熱量，因此當人在運動的時候，脂肪酸會在前往肝臟的途中被肌肉

等器官消耗掉。剩下的脂肪酸則會在肝臟內變成酮體；甘油則會經由糖質新生作用，在肝臟內被轉換為糖類。

酮體會成為所有細胞的熱量來源，不過其中最主要使用酮體的是心臟、腎臟和腦神經細胞。心臟、腎臟和大腦都是二十四小時運作的器官，一旦戒掉糖類，**身體為了供應酮體給這些全天候運作的組織，必然會分解並消耗掉中性脂肪，這就是「生酮飲食法」名稱的由來。**

一般而言，想要燃燒體脂肪，必須配合快走或慢跑等有氧運動。如果是喜歡運動的人，當然可以利用有氧運動燃燒體脂肪，但身材肥胖的人多半都討厭運動。要讓這些人養成靠快走或慢跑燃燒體脂肪的習慣，恐怕是一件相當困難的事。

從這一點上來說，討厭運動的人若能戒掉糖類的話，體內的酮體迴路自然會啟動，在不知不覺間幫助身體燃燒多餘的體脂肪。

戒糖後，不運動也能燃燒體脂肪的科學原理

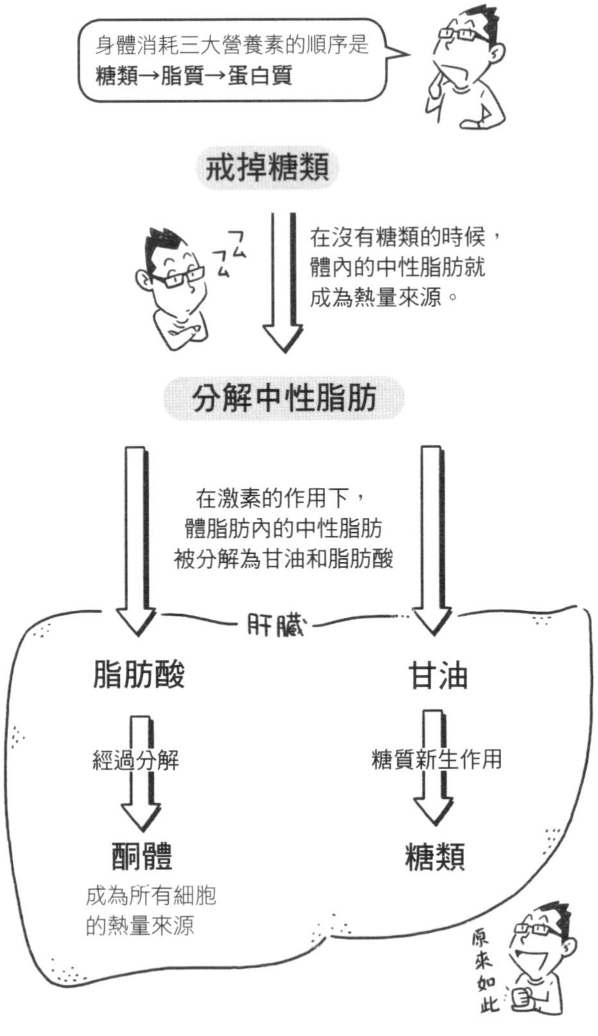
身體消耗三大營養素的順序是
糖類→脂質→蛋白質
戒掉糖類
在沒有糖類的時候，
體內的中性脂肪就
成為熱量來源。
分解中性脂肪
在激素的作用下，
體脂肪內的中性脂肪
被分解為甘油和脂肪酸
肝臟
脂肪酸
經過分解
酮體
成為所有細胞
的熱量來源
甘油
糖質新生作用
糖類
原來如此

無法完全戒糖，會干擾身體代謝

初次挑戰生酮飲食法的人，請先用一週左右的時間當作試驗的階段。我們的身體細胞雖然能夠使用由體脂肪（脂質）製造而成的酮體，但當主要熱量來源從糖類轉移到脂質，也就是當「生酮轉移」的過程不順利時，大腦就會呈現空白呆滯的狀態。

然而，仔細詢問有出現這些症狀的人就會發現，他們多半都沒有徹底地戒掉糖類。在這種情況下，由於糖類和酮體都會陷入不足的狀態，因此大腦自然會難以運轉。

究竟要像以往一樣以糖類為主，還是要下定決心改以脂質或酮體為主呢？如果不狠下心來徹底執行的話，會使身體的代謝系統變得很混亂。**在剛開始接**

觸生酮飲食法時，請先試著戒掉糖類一週的時間，如果在過程中有任何異狀，就立刻停止。

數百萬年演化後，你的腸胃可能無法適應

在提倡戒掉糖類的生酮飲食法中，蛋白質的攝取量會相對增加。然而蛋白質的消化吸收需要消耗很多酵素，如果因為缺乏蛋白質而無法製造足夠酵素，或是消化道很弱的人，突然之間增加蛋白質的攝取量，身體有可能會無法適應。所以在此重申，**如果過程中身體感覺到任何異狀的話，請立即停止**。

還有一點需要注意，雖然肉食是回到二百五十萬年前的原始飲食生活，但也有一些人的體內環境是不適應肉食的，關鍵因素就在於潛伏在消化道內的「腸內細菌」。

腸內細菌會隨飲食內容的不同，呈現巨幅的變動。舉例而言，據說現實生

活中有位女性數十年來只喝蔬菜汁，神奇的是，那位女性的身體相當健康，可是她究竟為什麼只靠蔬菜汁就能存活呢？一查之下才發現，原來她的腸內細菌跟牛一模一樣。

她的腸內細菌從蔬菜汁當中獲得了胺基酸，因此即使不攝取蛋白質也能健康地生活。同理，即使下定決心想要改以肉為主食，**但長期以穀物為主食的人，腸內細菌可能早已轉變為草食動物型**，如果在此時突然改為肉食的話，不僅腸內細菌無法適應，甚至有可能導致腸內環境惡化。

如果你開始採取以肉食為中心的生酮飲食法後，發現有腹脹、排氣異常（量多或有強烈臭味）、便祕或腹瀉等消化道症狀，請採取減少肉類攝取量或直接停止生酮飲食法，以一週的時間作為試驗期，判斷自己究竟適不適合生酮飲食法。

只要兩餐斷糖，就能啟動快瘦迴路

那麼，從啟動酮體迴路到切換為生酮體質，究竟需要多少時間呢？這一點，從每個人過往的減肥經驗就可以略知一二，有人一節食就立即見效，也有人無論如何都瘦不下來。

啟動生酮作用，最多三天就見效

換句話說，**易瘦型的人可能只需要斷糖空腹十二小時，就能夠打造出燃燒脂肪的生酮體質**；較難瘦的人，一般來說也只需要進行二到三天嚴格的糖類限制，同樣能夠轉為生酮體質。

相反地，一旦糖類攝取過量，酮體迴路會立刻關閉，打造生酮體質的工作也將付之一炬。至於要攝取多少糖類才會導致酮體迴路關閉？這一點也是因人而異，不過曾經有位體重五十公斤的女性，中餐只不過是吃了五十公克的米飯（糖類十八公克），酮體的生產就顯著下降，體重變化幾乎停滯、不再減少。

如果要維持生酮體質，實現目標體重的話，徹底戒糖而且絕不鬆懈，才是唯一的辦法。

戒掉糖類後，只要「動腦」也能瘦

很多人說「糖類是大腦唯一的熱量來源」，但這個普遍說法並不正確。糖類當然是大腦的熱量來源之一，不過主要的熱量來源，**其實是由中性脂肪分解而來的酮體**。

在把血液輸送到大腦的血管中，有一處叫「血腦障壁」的構造。細胞的兩大熱量來源雖然是脂質與糖類，但脂質並無法通過血腦障壁。正因如此，大家才會誤解「糖類是大腦唯一的熱量來源，不攝取糖類，頭腦就無法運轉」。

不過事實上，脂肪酸經分解後在肝臟內生成的酮體，是可以通過血腦障壁的，因此能夠成為腦神經細胞的熱量來源。

需要思考時，絕對不能吃甜食餅乾

如前所述，反應性低血糖症的人一旦誤解「不攝取糖類，頭腦就無法運作」而攝取甜食的話，恐怕會在胰島素的作用下，造成血糖值過低的問題，反而使頭腦更難以運轉。靜止不動的時候，腦神經細胞所使用的糖類可從肝臟的糖質新生作用取得，**當神經細胞活躍的時候，卻只有酮體可以使用。**

聽說將棋棋士羽生善治先生，每完成一次棋局，就會瘦下數公斤。他從頭到尾都坐著下棋，幾乎沒有運動量可言；可以推測是糖類在對弈過程中耗盡以後，而為了讓大腦持續高速運轉，身體開始分解脂質，自然就消耗掉大量的酮體了。

即使不像羽生先生那樣讓大腦處於高速運轉的狀態，但戒掉糖類以後，無論是打電動或閱讀，只要能讓頭腦持續運轉，一樣也有機會增加酮體的消耗量，進而獲得瘦身的效果。

【專欄❷】

大豆富含蛋白質，還能健骨、抗老、防癌

作為優良蛋白質的來源，大豆當中有一種健康成分相當受到關注，那就是多酚類物質「異黃酮」，尤其以大豆的胚芽部分含量最多。其上附著的糖類會先被大腸的腸內細菌切割，分出異黃酮後再被人體吸收。

更年期女性攝取大豆異黃酮，能預防骨質疏鬆

女性在停經以後，女性荷爾蒙當中的雌激素分泌量會急速減少，提高「骨質疏鬆症」的風險，骨頭會變得比以往脆弱，因此很容易骨折。雌激素具有增進造骨細胞活性，以及抑制蝕骨細胞活性的作用，有助於維護女性的骨質健康。停經以後，由於失去雌激素的支援，高齡女性便很容易罹患骨質疏鬆症。

若從大豆或大豆食品中攝取異黃酮，能代替雌激素發揮類似的作用，因此有助於改善骨骼代謝。構成骨骼的雖然是蛋白質和鈣、鎂等礦物質，但大豆和大豆

食品當中同樣含有蛋白質、鈣和鎂，所以攝取大豆或大豆食品是一石二鳥之計。

乳癌發生率，竟可降低30%

異黃酮與乳癌的發生率也有關聯，根據日本國立癌症研究中心，在十年間追蹤調查約兩萬名四十到五十九歲的日本人女性結果顯示，假設異黃酮攝取量最低的群組，乳癌發生率為一的話，異黃酮攝取量最高的群組，乳癌發生率可以降低到一半以下的〇・四六。若以停經後的女性為限，異黃酮攝取量最少的群組同樣假設為一的話，則攝取量最多的群組，乳癌發生率甚至可以降低到三分之一以下的〇・三二。

異黃酮不只對女性好處多多，男性也應該多攝取，因為異黃酮具有優異的抗氧化作用，能夠對抗引起老化或癌症的活性氧所造成的傷害。

除此之外，大豆或大豆食品當中還含有一種叫「卵磷脂」的脂質，卵磷脂當中的「磷脂醯膽生僉」，也是構成保護細胞的細胞膜或神經細胞的重要成分。

第 3 章

簡單改變飲食習慣，健康達到生酮狀態

一天吃幾餐？依個人「消化力」決定

生酮飲食法的原則非常簡單，就是捨棄米飯或麵包等含糖類的食物，改以肉類為主食。

只要把主食從穀物改為肉類，一來即使不運動也能把體脂肪變成酮體，輕鬆地燃燒脂肪，二來還能從肉類當中攝取蛋白質、維生素、礦物質等容易短缺的營養素。掌握以上簡單的原則之後，接下來就可以進入實踐生酮飲食法的階段了。

首先，必須配合個人的生活型態，決定一天要吃幾餐。雖然一般習慣都是一天三餐，但也有人認為「一天一餐比較健康」。

◉如果一天只吃一餐，絕不能吃米飯麵食

有些人一天即使吃一餐也能瘦得健康，但不可否認的是，要在一餐內攝取一日內所有必需營養素也並不容易。要把普通人分二到三次吃的食物一次吃完，恐怕在攝取到足夠的蛋白質、維生素、礦物質等營養素之前，就已經吃飽了。另外還有一種說法是，**比起一次攝取全日所需的營養，分次攝取較不易造成消化上的負擔**，也有助於提高吸收力。

當然，如果你一天只吃一餐，卻還攝取白飯或麵包等穀物食品的話，是最糟糕的狀況，因為空腹的時間一旦變長，就會加快糖類的吸收，進而刺激胰島素追加分泌。

就像乾燥的海綿吸水一樣，糖類在瞬間被吸收以後，血糖值會急速上升。如此一來，不僅會對血管造成傷害，大量分泌的胰島素還會把攝取的糖類變成體脂肪。無論如何，選擇符合自己消化能力的飲食型態才是最重要的。

配合個人作息，維持原本用餐頻率

一天吃幾餐比較好呢？由於生酮飲食法最初的構想，是回到人類剛開始建立營養與熱量攝取機制的原始時代飲食生活，因此，我們先想像一下原始時代的飲食生活模式。

可以想見的是，原始時代的飲食，用餐時間應該是不固定的，一拿到食物就餵飽肚皮，而不是一天兩餐或一天三餐。原始人活動的時間，較有力的說法是一天三小時左右。一來活動時間只能限縮在太陽出來的時段，二來隨意走動只會消耗熱量，因此肚子不餓的時候幾乎不太活動。

獅子等肉食性動物在吃飽時，即使是白天也會睡覺保存體力。和原始人相比，現代人活動的時間拉長許多，無法適應「一有食物就吃」的原始人風格。

◉若習慣一天吃兩餐，不用刻意改為三餐

現代的飲食型態主要是一天三餐，不過日本在江戶時代以前，最普遍的還是一天兩餐。後來之所以會演變為一天三餐，似乎是因為電燈發明以後，人們可以在夜間活動，所以隨著活動時間延長，飲食型態也有所改變。

還有一種說法是，因為改良電燈有功的愛迪生曾經主張「一天三餐有益健康」。至於愛迪生如此主張的目的，則是為了推銷自己發明的烤麵包機，於是便推廣一天三餐的飲食型態，好讓沒有吃早餐習慣的人也能購買烤麵包機。

無論如何，如果一天三餐能夠保持健康的身體和生活的節奏，那麼繼續維持這樣的飲食型態並無不妥。不過，**如果習慣一天兩餐的話，並不需要刻意改變為一天三餐**。

巴掌大的肉塊，一天至少要吃三份

生酮飲食的重點之一，就是每餐都要吃肉，而且最好是牛肉的瘦肉部位。其中最為推薦的是用牧草飼育的「草飼牛」（請參閱第四章），因為草飼牛含有均衡的蛋白質、維生素、礦物質等營養素。

每日蛋白質建議攝取量，其實只達低標

瘦肉的攝取量以一天三百到五百公克為標準，每一百公克的瘦肉當中，約含有二十公克的蛋白質，所以三百公克的話，一天可以攝取到六十公克的蛋白質，五百公克的瘦肉，就是一百公克的蛋白質。平均每一公斤體重最少需要攝

取一公克的蛋白質，六十公斤的人就是六十克，七十公斤的人就是七十克，各位可以按照自己的體重去決定肉類的攝取量。

根據行政院衛生署公布的「成人每日飲食指南」中，蛋白質攝取量為三到八份（一份為一兩，約三十克），也就是約九十到二百四十克。如果平均每日攝取一百二十克（四份），若按照生酮飲食法的標準，肉類平均攝取量應該要再多四倍才行。

「比平均攝取量再多四倍!?」各位請別感到訝異。這並不表示生酮飲食法的攝取量太多，而是平均一天一百多克的攝取量實在太少。由於粗食主義和糙米、蔬食的流行，魚貝類或豆類的攝取量雖然有增加的趨勢，但肉類的攝取量卻相對減少了。

在生酮飲食法當中，魚貝類、豆類、鮮奶和乳製品的攝取量應該盡量減少，並相對地增加肉類的攝取量。

以三百公克的肉類來說，分三餐攝取就是每餐一百公克，分兩餐攝取就是每餐一百五十公克。由於分量相當足夠，因此即使不吃米飯或麵包，照樣能夠得到飽足感。目前市面上的瘦身飲食法多多少少都必須忍受飢餓感，但採行生酮飲食法的話，不必餓肚子也沒關係。

只要是一百公克的瘦肉，蛋白質含量都一樣

由於每個人的體格多少有差異，再加上肉的厚度也不盡相同，因此最方便的記憶法就是，一百公克的分量，大約等於「男性一個巴掌大，或比女性的手掌再大一點」。

每次去超市的時候，不妨在肉類賣場觀察一下切塊的瘦肉大約是幾公克，久而久之就會知道「**和自己的手掌比起來，一百公克的肉大概是什麼大小**」。只要記住這種「手感」，就算在外用餐也能確認自己大概能吃多少肉。

草飼牛只要在調理方式上稍微花點心思，就可以吃得很美味。相關食譜會

在第四章詳細介紹，請務必多加參考。如果「三餐都吃牛肉會膩」的話，請隨個人喜好搭配豬肉、雞肉或羊肉等肉類。

無論是豬肉、雞肉或羊肉，去掉油脂或皮的部位以後，一百公克瘦肉的蛋白質含量，也跟牛的瘦肉一樣，差不多是二十公克左右。假如三餐都以牛肉為主食的話，餐費恐怕也不便宜，但配合豬肉或雞肉即可降低成本，以較無負擔的方式輕鬆進行生酮飲食法。

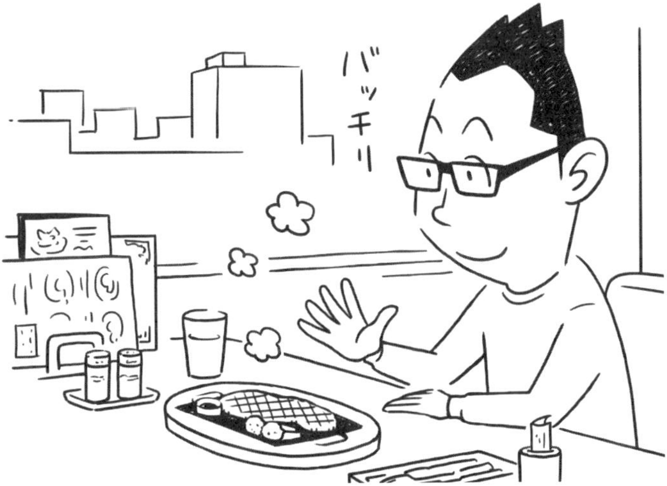

● 如果一日三餐，每餐一定要吃一塊巴掌大小的肉。（一塊約100克）

外食點餐，請避開蓋飯和漢堡肉

自己在家裡吃肉的時候，只需要簡單地烤過即可。如果是品質比較好的肉，簡單配一點鹽巴、胡椒或醬油，同樣可以吃得很美味。若能多花點心思在對鹽巴、胡椒、醬油等調味料上，不但能吃得美味，還能吃得健康。另外，料理牛肉的瘦肉部位時，維持三分或五分熟，比較不會損及營養素。

●請記得告訴店家：不要白飯

在外用餐時，同樣也能輕鬆地實踐生酮飲食法。首先，可以上網搜尋一下辦公室或住家附近吃得到牛瘦肉的店，例如簡餐店一定會有牛排等肉類料理。

不過，簡餐店的肉類料理經常會附上炸薯條、馬鈴薯泥或玉米，這些都含有較多糖類，所以也不可以食用。

若選擇燒肉店，可以選擇牛瘦肉的燒肉套餐。若是日式料理店，可以選擇薑燒豬肉或嫩煎雞肉。**無論在哪一種餐廳外食，點餐的時候請務必清楚告知店家：「我不要飯。」**

出門用餐時，講到肉類料理，很多人第一個會聯想到的就是漢堡肉。由於漢堡肉是用絞肉捏製而成的，因此如果不曉得原料肉質如何的話，少吃漢堡肉應該是比較保險的作法。

像牛排、薑燒豬肉、嫩煎雞肉等，看得出食材形狀的料理，比較能夠放心食用，況且漢堡肉當中還含有麵包粉等用來塑形的含糖食材。

相信不用強調各位也知道，像牛肉蓋飯或漢堡等，套餐中會出現白飯、麵包或馬鈴薯等穀物食品的肉類料理，從一開始就不應該考慮。這些東西只要吃下一口，最後血糖值就會急速上升，胰島素就會開始堆積體脂肪。

熟食蔬菜分量，每天至少吃三個巴掌大

生酮飲食法主張的飲食型態，並不是盤子上只能孤零零地放一片肉而已。畢竟光吃肉的話，菜色不但少得可憐，還會攝取不到必須營養素。

最適合和肉類一起攝取的就是蔬菜，生酮飲食法所參考的原始人飲食，不僅以肉為主食，也會吃植物類的野生蔬菜。由於原始人會吃的動物大多都是草食性動物，因此他們的狩獵環境，應該是遍布在廣大的青青草原上。

●無論一日幾餐，目標是達到「每日總攝取量」

未加熱的生菜，應該以堆滿兩個手掌的分量為準，加熱過的蔬菜則以堆滿

單手的分量為準，這樣每餐就能夠吃到一百公克的蔬菜。

行政院衛生署建議的「成人每日飲食指南」，蔬菜攝取量是一天三百到五百公克，一天吃三餐的人，每餐只要攝取一百到一百六十公克的蔬菜，即可達到衛生署的建議標準。一天若是只吃兩餐，每餐的攝取量就要乘以一・五倍，也就是堆滿兩個手掌再加一個手掌的生菜，或是一次食用堆滿兩個手掌分量的熟蔬菜。

食用生菜的話，可以直接攝取到蔬菜當中所含的營養素。熟蔬菜在加熱過程中雖然會被破壞營養素，但好處就是體積變小以後更容易入口，所以這兩種類型不妨交替著食用。

自己在家料理的話，可以把煎過或燙過的肉與當季蔬菜一起做成豪華沙拉、把蔬菜和肉一起炒，或者是用火鍋煮，即可同時吃到肉類和蔬菜。

外食的話，通常比較容易缺乏蔬菜。在外用餐如果選擇肉類料理的話，記得追加蔬菜料理來取代米飯或麵包。如果這樣還無法達到蔬菜基本攝取量的話，請記得在外食日前後的餐點中，多吃一點蔬菜來彌補不足的部分。另外，正如第二章所述，糖類含量較多的南瓜、蓮藕、紅蘿蔔、洋蔥等蔬菜，請勿在同一餐中大量攝取。

補充維生素C，黃綠色蔬菜中最多

蔬菜含有肉類當中攝取不到的營養素，其中最值得一提的就是「維生素C」。肉類當中幾乎不含維生素C，不過維生素C卻是人體在合成蛋白質上不可或缺的營養素。

擔心水果糖分高，可選紅、黃椒或青花菜

正如前文所述，維生素C不足容易導致壞血病這種致命性疾病，因為構成皮膚、黏膜、血管等組織需要蛋白質（膠原蛋白），而構成蛋白質之一的胺基酸「羥脯胺酸」的合成，又必須要有維生素C才行。

維生素C還具有抗氧化作用，可以對抗對人體有害的活性氧，除了維生素C以外，維生素E同樣也具有抗氧化作用。維生素E是能夠溶於油脂的脂溶性維生素，會溶於細胞膜的油脂成分，藉以保護細胞不受活性氧傷害，然而能夠溶於水的水溶性維生素C卻具有相當大的機動性，可以擴散到任何地方，因此當E氧化後，C也有暫代E好讓E再生的功能。

在一般人的印象當中，**維生素C多含於檸檬或草莓等水果裡，不過黃綠色蔬菜當中也富含維生素C。**以下按照含量的多寡，列舉出幾項綠黃色蔬菜，請大家多多攝取紅、黃椒等蔬菜。

蔬菜	維生素C含量（每100公克）
紅椒	170毫克
黃椒	150毫克
香芹	120毫克
青花菜	120毫克
花椰菜	81毫克
羽衣甘藍	81毫克
帝王菜	65毫克

由於水果的糖類含量較多，因此在攝取肉類與蔬菜的時候，請選擇這些綠黃色蔬菜來增加維生素C的攝取量，衛生署建議的維生素C攝取量約為一天一百毫克。

許多哺乳類動物可以在體內自行合成維生素C，無法自行合成C的大多是猿猴或人類等靈長類動物。或許我們的祖先所生長的環境，出乎意料地充滿綠黃色蔬菜或水果，很容易從食物中攝取維生素C，才演化成無法由體內合成的體質。

蔬菜不只防便祕，更能健骨、消水腫

如果光吃肉，身體很容易缺乏鈣和鎂等礦物質。鈣和鎂都是構成骨骼與牙齒的原料。同時，鈣也是神經或肌肉活動時必不可少的礦物質，鎂則會幫助體內三百種以上的酵素活動，有助於促進代謝的活化。

除了維生素，還能補充礦物質：鈣和鎂

身體一旦缺乏鈣或鎂，骨頭就會變得疏鬆脆弱，嚴重時有可能罹患骨質疏鬆症，提高骨折的風險。

骨頭是在蛋白質所建造的基礎上，由鈣或鎂等礦物質成分結締而成的堅硬

組織。當骨頭的礦物質成分（骨量）減少，強度減弱，這種容易發生骨折的狀態就稱骨質疏鬆症。

骨頭和肌肉一樣，也會進行新陳代謝。「蝕骨細胞」會破壞骨頭的老舊細胞，釋放出鈣等礦物質，「造骨細胞」再由血液中攝取到的鈣等礦物質來製造新細胞。這個過程就稱「骨重塑（remodeling）」。經由骨重塑的過程，全身的骨頭大約會在三個月的時間內汰舊換新。

骨重塑的過程若順利，可以保持骨頭的質量，但骨重塑一旦失常，蝕骨細胞的分解超過造骨細胞的合成時，骨量就會減少，導致骨頭變得脆弱。最後的結果就是骨質疏鬆症，目前台灣的骨質疏鬆症患者約有一百五十萬人左右。成人每天所需的鈣質量是一千毫克以上，除了每天要攝取至少三百克蔬菜之外，也要同時注意這些營養素的攝取量。

蔬菜的鈣質吸收率佳，對乳製品過敏者可放心吃

過去人們以為蔬菜等植物性食品的鈣質吸收率很低，不過根據目前所知，植物性食品的鈣質吸收率並不比鮮奶、乳製品等動物性食品的鈣質吸收率遜色。在生酮飲食法當中，容易引起食物過敏的鮮奶、乳製品必須少吃，因此最好積極攝取鈣質含量多的蔬菜。

如果還是擔心缺鈣，**可以用小魚乾或蝦米來補充鈣質**。一大匙的小魚乾或蝦米大約含有五百七十毫克的鈣。只要把小魚乾或蝦米用攪拌機絞碎，再裝入保鮮盒，放進冷藏庫，就成為一道方便的常備菜。撒一點在肉類料理或蔬菜料理上，即可讓食物更加美味。

現代人不僅缺乏鈣質，同時也缺乏鎂。根據衛生署的標準，成人男性每天應攝取三百六十毫克以上，女性應攝取三百一十五毫克以上的鎂，但實際的攝取量卻遠低於這些標準。

各類蔬菜的鈣、鎂、鉀含量	
蔬菜	**鈣質含量（每100公克）**
蘿蔔乾絲	540毫克
香芹	290毫克
帝王菜	260毫克
羅勒	240毫克
紫蘇	230毫克
羽衣甘藍	220毫克
京都水菜	210毫克
小松菜	170毫克
蔬菜	**鎂含量（每100公克）**
蘿蔔乾絲	170毫克
紫蘇	70毫克
菠菜	69毫克
羅勒	69毫克
毛豆	62毫克
帝王菜	46毫克
香芹	42毫克
蔬菜	**鉀含量（每100公克）**
香芹	1000毫克
菠菜	690毫克
明日葉	540毫克
帝王菜	530毫克
竹筍	520毫克
韭菜	510毫克
紫蘇	500毫克

堅果的礦物質含量豐，但熱量高

除此之外，也可以在生菜沙拉上撒一點綜合堅果，同樣有助於補充鈣和鎂。堅果當中還含有鐵或鋅等礦物質，下表是常見的三種堅果當中所含的礦物質成分。

堅果類熱量很高，因此切勿食用過量，一次最多吃十顆左右就夠了。另外，在挑選堅果類的時候，請選擇無添加物的烘烤堅果。市面上販售的綜合堅果雖然很方便，不過親自挑選各種堅果，再自製綜合堅果，比較能夠兼顧健康與美味。

最後再提一項肉類當中含有一定分量、但還是希望大家能同時從蔬菜當中攝取的礦物質：「鉀」。世界衛生組織發表的新飲食準則中，建議每日的鉀攝取量應達

堅果類的鈣、鎂、鐵、鋅礦物質含量（每100公克）				
各種堅果	鈣	鎂	鐵	鋅
杏仁（乾）	230毫克	310毫克	4.7毫克	4.0毫克
核桃（炒）	85毫克	150毫克	2.6毫克	2.6毫克
腰果（炸）	38毫克	240毫克	4.8毫克	5.4毫克

三千五百一十毫克。鉀可以促進容易攝取過量的「鈉」排泄，同時也能讓體液的滲透壓保持在正常範圍，或是在維持神經或肌肉的正常運作上扮演重要的角色，其中以香芹的鉀含量最高，每一百公克中含一千毫克的鉀。

膳食纖維助消化，更能穩定血糖

採取以肉類為主食的飲食型態時，相對之下很容易膳食纖維攝取不足。由於人體的消化酵素難以分解膳食纖維，因此幾乎不會化為營養或熱量的食物就是纖維質。

避免你吃太多、吸收太多的「第六營養素」

因為膳食纖維攝取後不會化為營養或熱量，所以過去長年遭到人們的忽視，但如今已知膳食纖維具有獨特的機能性，因此繼脂質、蛋白質、糖類、維生素和礦物質後，有人開始稱呼其為「第六種營養素」。

膳食纖維又分成可溶於水的水溶性，以及難溶於水的不溶性，兩種膳食纖維各有各的功能：

「水溶性膳食纖維」具有黏性，會在消化道內緩慢移動，**減緩糖類的吸收，可防止血糖值急速上升**。

「不溶性膳食纖維」會在消化道內吸收水分，膨脹後會刺激消化道的管壁，可以促進腸胃的蠕動運動，加快食物從嘴巴到肛門的消化速度。此外，**不溶性膳食纖維必須細嚼慢嚥才容易吞食**，因此可以避免吃太快所造成的飲食過量。

蔬菜	膳食纖維（每100公克含量）
珠蔥	11.4公克
紫蘇	7.3公克
香芹	6.8公克
帝王菜	5.9公克
牛蒡	5.7公克
明日葉	5.6公克
大蒜	5.6公克
秋葵	5.0公克
青花菜	4.4公克
白蘿蔔葉	4.0公克
山茼蒿	3.2公克

蔬菜也可分成水溶性和不溶性兩種，尤其刺激腸胃蠕動這點，更是攝取不溶性膳食纖維的好處之一。腸胃蠕動順暢最直接的效果，就是可以促進排便，有助於緩解便祕的問題。

如今有越來越多人受便祕所苦，其中大部分都是小腸或大腸等消化道並無異常，卻因消化道功能衰退所引起的「功能性便祕」。而當中的原因，據信就是因為膳食纖維不足所致。根據衛生署公布的飲食攝取標準，成人每天應攝取二十五至三十五克的膳食纖維。

除了蔬菜以外，菇類和海藻類也富含膳食纖維，因此當蔬菜攝取不足時，也可以從菇類或海藻類當中加以補足。

【專欄❸】

預防便祕，並維持腸道好菌的膳食纖維

很多人認為便祕很煩人，而且一直置之不理的話，有可能會導致身體不適；隨食物一起進入體內的毒素會在肝臟內被解毒，然後與某種蛋白質接合後釋放至消化道內，接著毒素通常會混入糞便中、排出體外。

腸道內的健康好菌，最愛吃膳食纖維

但若因便祕而使糞便長時間堆積在腸內的話，潛伏在腸內的壞菌就會分解毒素與蛋白質的接合體。當毒素重獲自由後，便會從腸管壁返回體內，對人體各方面造成不好的影響。

光吃肉而不吃蔬菜的話，容易因為缺乏膳食纖維而影響排便的順暢度。水分不足同樣會導致便祕，人類一天攝取的水分約有百分之四十來自食物。肉類的

水分含量是百分之五十到六十，蔬菜的水分含量則為百分之八十到九十，因此積極攝取蔬菜有助於預防水分不足所引起的便祕。

不僅如此，膳食纖維還有助於改善腸內環境。據說腸內細菌約有一百種，總數則達到一百兆個以上，主要可分為三種類型，第一種是壞菌，第二種是對身體有益的好菌，第三種則是視情況有可能變好也有可能變壞的伺機菌。壞菌的代表是「大腸菌」及「產氣莢膜梭菌」，好菌的代表是「乳酸菌」和「比菲德氏菌」。

由於膳食纖維是好菌的食物來源，因此有助於增加好菌，改善腸內環境。有些人會透過添加乳酸菌或比菲德氏菌的優格或營養食品攝取好菌，**不過從外界攝取的好菌完全是過客的角色，大約一到兩週的時間就會排出體外**。腸內細菌的成員早在孩童時期即已固定，其他外來者是無法定居在體內的。

從孩童時期起便棲息在腸內的腸內細菌，就好比所謂的正式員工，而從優格或營養食品當中攝取的好菌，則是困難時期暫時出手幫忙的兼職人員。所以平常不應該一味地依賴優格或營養食品，而應該多攝取膳食纖維，培養出健康的腸內細菌，才有助於改善腸內環境。

第 4 章

天然健康、高蛋白低脂！
8 道草飼牛肉家常生酮食譜

放牧草飼，才符合牛的生理結構

由於生酮飲食法是以肉類為主食，因此執行時必須注重肉的品質。其中我最推薦牛肉的瘦肉部位，據信原始時代的主要食物來源是野生牛，所以如果要仿照原始人的話，牛的瘦肉應該是最符合人體需求的肉類。

天然環境下長成的牛肉，健康價值最高

光以牛的瘦肉部位來說，其實也有分很多不同的產地或品牌，而生酮飲食法最推薦的就是草飼牛，也就是用牧草飼育出來的牛肉。

有很多人喜歡和牛的口感，和牛通常都以玉米、稻米等穀物或豆類為主

食，但牛本來是草食性動物，牠們本身並不具備以穀物或豆類為食的基礎條件，因此生酮飲食法才最推薦以最符合牛隻生理方式飼育而成的草飼牛。

活躍於十八到十九世紀的法國美食家薩瓦蘭，曾經留下這樣的名言：**「告訴我你吃什麼，我就可以分析你是什麼樣的人。」**正如他所說，牛肉也會因為飼料或環境的不同，而呈現不同的肉質。既然要選的話，**當然要選擇用牧草飼育而成的草飼牛，因為這才是牠們最原始的食物**。而且最好是像野生牛一樣放牧在外的草飼牛，而不是擠在狹窄牛舍裡長大的牛。

來自畜牧王國紐西蘭的優良草飼牛

特別推薦的草飼牛種，是來自南半球的紐西蘭，也是世界聞名的畜牧王國；一年四季氣候溫暖，降雨豐沛，水質乾淨，土壤肥沃，在這些天然資源的恩澤下，紐西蘭約有一半的國土是牧場。牧場有三分之二位於丘陵地，不過丘陵地上的平坦區域即使在乾季也會降雨，而且日照時間也很長，因此是相當適合牧草生長的環境。

◉牧場環境優良，家畜染病率極低的優質產地

在綠油油的放牧場上，紐西蘭的牛隻吃著牧草，健健康康地成長茁壯。牧

草的品種主要是牛最喜歡的苜蓿或黑麥草等禾豆科植物。除了部分例外情況，紐西蘭的牛隻百分之九十九都是以放牧的方式，用牧草飼育而成。

在豐沛的自然環境之中，由於牛隻都是吃營養豐富的牧草長大，**因此也不需要注射生長激素**。在嚴格的管制下，雖然也有少部分注射激素的案例，但在銷售時，業者有義務把這些牛與一般的草飼牛加以區隔。另外，抗生素只能用來治療疾病，不能作為日常使用，而且唯有經過檢查，確認沒有殘留抗生素後，才能夠出貨到市場上販賣。

除此之外，**紐西蘭至今從來沒發生過狂牛症、口蹄疫或羊搔癢症等嚴重的家畜疾病**。因為紐西蘭距離其他大陸很遙遠，所以當地的一級產業單位會嚴密監控家畜的健康，並透過嚴格的檢疫系統，預防家畜遭到他國疾病或病毒的侵害、感染。

優先選擇低卡、低脂的草飼牛肉

以放牧方式飼育的草飼牛，因為平時有適度地運動，所以肌肉較發達，瘦肉率較高，高蛋白質、低脂肪是最主要的特徵。

世界各國為了生產脂肪較多的霜降牛肉，越來越盛行把牛隻關在狹窄的牛舍內，極端地限制牠們的運動量，並用高熱量的穀物飼料或人工飼料餵食。於是牛隻的瘦肉率越來越低，脂肪含量越來越高，也就是「代謝症候牛」。

無壓力的天然環境，培育出營養滿分的優質肉

如果偏好露天蔬菜多過溫室蔬菜、喜歡天然魚肉勝過養殖魚肉等，飲食習慣比較偏自然取向的人，相信比起在高壓環境下生長的穀物肥育代謝症候牛，在無壓力環境下生長的草飼牛絕對會是更聰明的選擇。

比較草飼牛的菲力和穀物肥育牛（和牛）的霜降（肩脊肉；含油花），兩

種肉品所含的熱量、蛋白質以及脂質含量分別如下表所示。

和穀物肥育牛的肩脊肉相比之下，草飼牛菲力的熱量只有前者的百分之三十三，脂質也只有前者的百分之十六，但蛋白質卻是前者的一・五倍之多。

如果還有疑慮的話，我們再來比較相同的部位。和牛的菲力（一百公克）熱量是二百二十三大卡，蛋白質十九・一公克，脂質十五・〇公克。草飼牛菲力的熱量只有它的百分之六十二，脂質也只有它的百分之四十，但蛋白質卻是它的一・一倍以上。

草飼牛的蛋白質中，含有比穀物肥育牛更多的「牛磺酸」。牛磺酸是一種胺基酸，因為具有消除疲勞的功效，所以經常被用在健康補給飲料當中，對於視力、心臟的保健也有一定的幫助。

草飼牛和穀物肥育牛的營養價值差異（每100公克生肉）			
牛肉來源	熱量	蛋白質	脂質
草飼牛（菲力）	139大卡	21.2公克	6.1公克
穀物肥育牛（肩脊肉）	411大卡	13.8公克	37.4公克

草飼牛肉的好脂肪，平衡體內發炎因子

草飼牛身上濃縮了牧草的營養精華，因此，草飼牛肉當中所含的脂肪品質也與穀物肥育牛不同。第六章會再提到關於脂質的部分，不過我們先檢視脂質當中所含的「Omega-3」與「Omega-6」的攝取比率，這兩種都是人體無法自行合成的必需脂肪酸。

吃對好油Omega-3，能預防皮膚炎、維持膽固醇

Omega-3當中的「二十碳五烯酸」和「二十二碳六烯酸」可以由「α-亞麻酸」在人體內自行合成，但很難維持一定的量，因此才會被列入必需脂肪酸。

Omega-3和Omega-6都是人體所需的營養素，但現代人攝取的Omega-6已經超過人體的需求量。因為加工食品或外食餐點都含有大量的「亞麻油酸」，所以經常食用加工食品或在外用餐的人，很容易在不知不覺間攝取過量的Omega-6。

除了以Omega-3的α-亞麻酸為主要成分的荏胡麻油和亞麻仁油之外，日常烹飪常用的大豆沙拉油、玉米油、紅花籽油等食用調理油都含有許多亞麻油酸，因此常吃酥炸類或熱炒類含油料理的人，必須格外注意。

即使是在發育期，亞麻油酸的必需量也只有每天一到二公克而已，然而，據說日本人的平均攝取量竟然將近必需量的十倍。

一旦攝取過多Omega-6的亞麻油酸，體內就會產生容易

必需脂肪酸「Omega-3」與「Omega-6」的成分	
Omega-3	α-亞麻酸、二十碳五烯酸（EPA）、二十二碳六烯酸（DHA）
Omega-6	亞麻油酸、花生四烯酸

造成嚴重發炎的物質。不但有可能引發皮膚炎或關節炎，也有可能導致最近激增的潰瘍性大腸炎或克隆氏症等「發炎性腸道疾病（IBD）」惡化。慢性發炎則有可能導致動脈硬化的症狀更加惡化。另一方面，Omega-3的特徵則是不會讓體內嚴重發炎，同時還能抑制Omega-6攝取過量所造成的危害。

日本人的Omega-3與Omega-6平均攝取比率是一比十六，Omega-6顯然遠超過Omega-3，但最理想的比率其實是一比一。

草飼牛的好油含量高，請優先選擇

Omega-3可以從含有α-亞麻酸的荏胡麻油、亞麻仁油或秋刀魚、沙丁魚、鯖魚等青背魚當中攝取，草飼牛當中也含有Omega-3。就像青背魚會把浮游植物的α-亞麻酸貯存在體內一樣，草飼牛也會把牧草的α-亞麻酸貯存在體內。

比起用穀物餵養的肥育牛，草飼牛的Omega-3對Omega-6的比率較高，

平均起來，穀物肥育牛的Omega-3對Omega-6比率是一比四，草飼牛則含有一比一的理想比率。

利用草飼牛實踐生酮飲食法的人，在攝取蔬菜的時候，佐醬若能用α-亞麻酸等Omega-3含量多的荏胡麻油或亞麻仁油，取代Omega-6含量多的沙拉油，那就再完美不過了。

草飼牛肉含有越吃越瘦的燃脂成分

草飼牛比穀物肥育牛含有更多的鐵、維生素B_{12}、維生素D_3等營養素。若比較兩者會得到以下的結果。

其中最值得注意的就是維生素D，正如下一章所說明的，現代人大半都有維生素D缺乏症。維生素D不僅與骨骼的鈣質代謝有關，還具有像激素一般的作用，可以全面性地調控免疫反應。

穀物肥育牛無論是肩脊肉或菲力，維生素D的含量都是零。但相對於此，草飼牛菲力則含有〇・二二四微克，包括一般的D_3是〇・一微克，活性型D_3是〇・一二四微克。

補充燃脂、抗老、防癌的天然營養素

草飼牛還含有兩種能夠在減肥期間發揮重要功能的成分，那就是「共軛亞麻油酸」和「輔酶Q10」。共軛亞麻油酸是一種在牛、羊等反芻動物體內，由微生物所製造的特殊脂肪酸。功能和一般的亞麻油酸不同，能夠促進體脂肪燃燒。

多項研究顯示，**共軛亞麻油酸可能也具有抗氧化作用或抗癌作用**。而且根據目前所知，用百分之百牧草飼育而成的牛肉，比起用百分之五十乾草、貯藏牧草加百分之五十穀物的混合飼料飼育而成的牛肉，當中所含的共軛亞麻油酸多出三到五倍之多。

輔酶Q10是人體透過細胞內的粒線體，從體脂肪獲取熱量時不可或缺的物質。雖然人體可以自行合成輔酶Q10，但能夠

草飼牛和穀物肥育牛的營養價值差異（每100公克生肉）			
牛肉來源	鐵	維生素B_{12}	維生素D_3
草飼牛（菲力）	2.21毫克	1.8微克	0.224微克
穀物肥育牛（肩脊肉）	0.7毫克	1.1微克	0微克

合成的量卻會隨年齡增長或生活習慣而逐漸減少。二十歲到二十九歲的階段是高峰期，若以消耗輔酶 Q_{10} 最多的心臟為例，年過四十歲以後大約只剩下高峰期的百分之七十左右。

一旦缺乏輔酶 Q_{10}，體脂肪就會不易燃燒，因此這也是造成肥胖的原因之一。目前市面上也有販賣輔酶 Q_{10} 的營養食品，而牛肉當中含有相當豐富的輔酶 Q_{10}，尤其草飼牛肉中的含量，更是穀物肥育牛的兩倍左右。此外，輔酶 Q_{10} 具有消除有害活性氧的抗氧化作用，對於保持青春美麗有一定的效用。

草飼牛肉食譜 ❶

乾煎牛排

草飼牛的瘦肉就和鮪魚或鰹魚一樣，含有很多「肌苷酸」或「麩胺酸」等鮮味成分，而且由於脂肪較少，因此肉質軟嫩也是草飼牛的特徵之一。

生酮飲食法的基本菜單，就是牛排，也就是用平底鍋簡單地把牛肉煎熟。傳授我這套煎法的是紐西蘭大使館接待中心的經理兼主廚：歐洛克先生。

重點是肉的厚度要控制在一到兩公分左右，要是切得太厚的話，一般家庭用的平底鍋很難煎得好。此外，下鍋前還有一個重點，就是要先在牛肉上直接塗一層橄欖油。雖然每個人偏好的熟度不一樣，但這一回教的作法大約是三分熟到五分熟的程度。

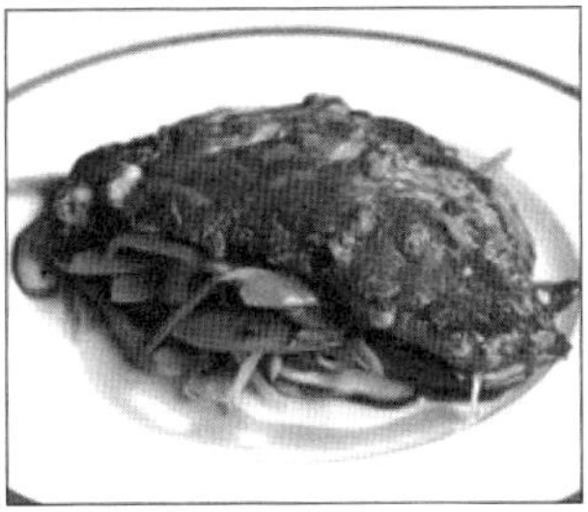

【材料】（2人份）

紐西蘭草飼牛（厚度約1到2公分）…………2片

鹽巴…………適量　　胡椒…………適量

橄欖油…………適量

【作法】

❶從冷藏庫中取出紐西蘭草飼牛，讓肉片恢復至室溫。

❷用大火熱平底鍋，加熱至冒煙為止（因為不放油，所以平底鍋加熱也不會燒起來）。

❸下鍋之前，在牛肉上撒適量的鹽巴與胡椒（先撒鹽逼出肉汁），並於表面塗上橄欖油。

❹把牛肉放進加熱後的平底鍋，單面用大火煎1到1分半鐘。

❺翻面再煎1到1分半鐘。

❻從平底鍋中取出牛肉，在室溫下靜置一小段時間。最後依個人喜好搭配醬油或大蒜奶油醬一起食用。

草飼牛肉食譜 ❷

義式菲力生牛肉片

由於草飼牛當中富含的Omega-3不耐高溫，因此最理想的烹調方式是盡量避免高溫加熱。在這一點上，如果是生牛肉片的話，就可以避免破壞掉草飼牛的營養素。

提供這份食譜的人是料理研究家普莉提女士，她除了經營廚藝學校和餐飲公司，也透過寫作向世人介紹健康的飲食與生活型態。

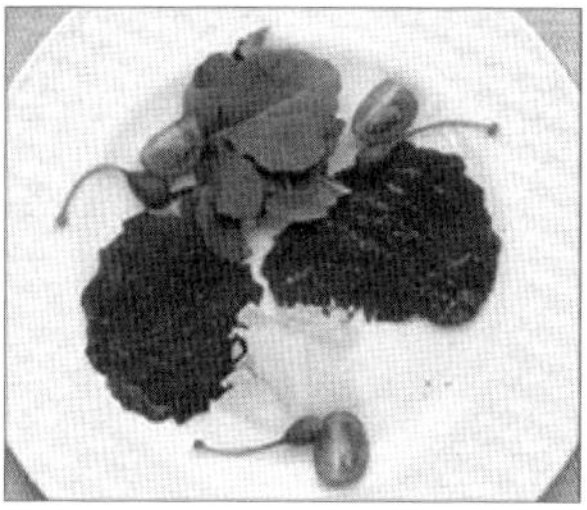

【材料】（4人份）

紐西蘭草飼牛菲力肉……150~200公克
檸檬油（浸漬檸檬的特級冷壓初榨橄欖油）……4大匙
海鹽……1/2小匙
現磨黑胡椒……適量
芝麻菜……約25公克
帕瑪森起司（薄片）……30公克
酸豆（水洗）……12~24粒

【作法】

❶去除殘留在菲力牛肉上的脂肪。用保鮮膜密封起來，放入冷凍庫約一小時，直到牛肉變硬為止（但也不能讓牛肉凍得太硬）。

❷用鋒利的菜刀把❶切成薄片，然後一片一片排放在砧板上。

❸用菜刀的側面把肉片均勻地壓平。

❹把❸盛盤後，滴一點檸檬油，再撒上海鹽和黑胡椒。最後再撒上芝麻菜、帕瑪森起司和酸豆。

草飼牛肉食譜 ❸

法式燉湯

充滿自然滋味的草飼牛，很適合用在法式燉湯等法國田園料理當中，簡簡單單的菜餚就能夠發揮出食材的風味。由於牛肉和蔬菜都會釋出水分，因此調味上只需要一小匙海鹽就夠了。美味訣竅就是先把整塊牛腿肉放進鍋裡熬煮，取出來以後再切成自己喜歡的大小。

設計這道食譜的也是普莉提女士，原始的版本中有添加馬鈴薯，但此處因為是專為生酮飲食法所設計，因此刪掉了含有糖類的馬鈴薯。

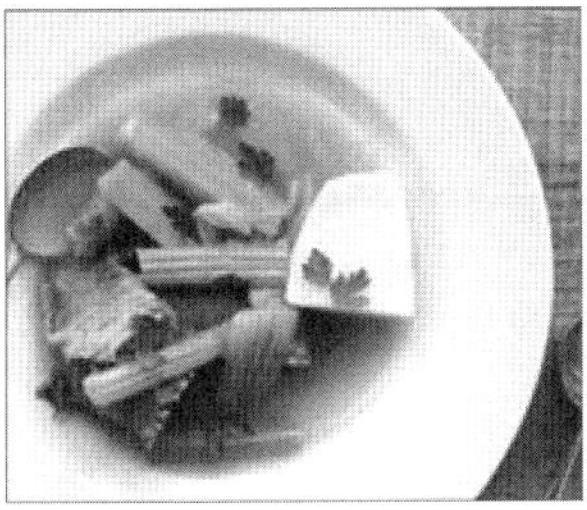

【材料】（6人份）

紐西蘭草飼牛腿肉（整塊）……………… 1.5公斤

洋蔥…………3顆　　紅蘿蔔（大）………3根

西洋芹………3根　　白蔥（韭蔥；大）…3根

水…………2公升（或倒入鍋中可以淹過肉類）

海鹽……… 1小匙

【作法】

❶洋蔥去皮，縱切成4塊。紅蘿蔔去皮，縱切3刀後，再切成長度5公分的條狀。西洋芹的葉片部分切碎，莖部縱切兩半後，再切成長度5公分的條狀。白蔥切掉綠色部分以後，剩餘部分縱切3刀，再切成長度五公分的條狀。

❷用棉繩綁起牛肉，準備一個厚底大鍋，放入牛肉和洋蔥，再倒水淹過牛肉。蓋上鍋蓋轉大火，水滾之後轉小火。

❸用小火熬煮約一小時以後，再加入紅蘿蔔、西洋芹、白蔥、海鹽，滾煮45分鐘左右，直到牛肉燉軟為止。

❹熬煮完以後關火，蓋著蓋子燜15到45分鐘，好讓牛肉入味。接著取出牛肉，按個人喜好切塊。

❺把牛肉和蔬菜盛入事先溫過的湯盤或湯碗裡，再淋上滿滿的熱湯。可以個人喜好搭配第戎芥末醬一起食用。

草飼牛肉食譜 ❹

涮煎牛肩脊肉佐京都水菜沙拉

用牧草飼育而成的草飼牛，非常適合搭配蔬菜一起食用。若用來製作沙拉，不僅分量十足，更是一道營養均衡的料理。瘦肉部位肉質美味的草飼牛，最適合用平底鍋來做涮煎肉，再加上京都水菜就成了一道香氣十足的沙拉。

美味的訣竅就是在牛肉還有一點紅的時候起鍋，以免煎過頭導致肉質太硬，蘿蔔泥和沙拉醬在食用前再倒入即可。

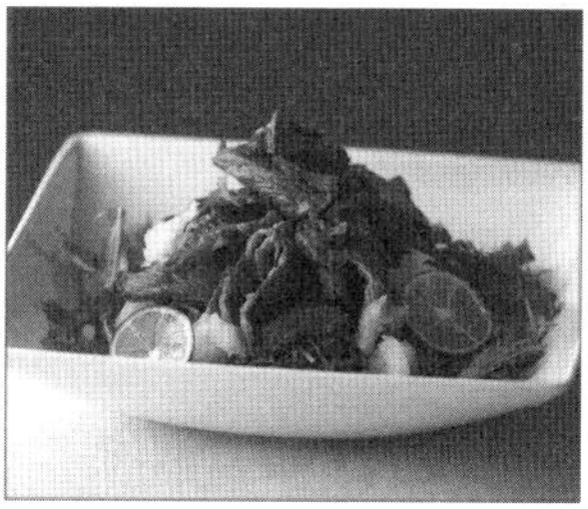

【材料】（2人份）
紐西蘭草飼牛的肩脊肉薄片……………150公克
京都水菜………1/2束　酢橘………1粒（切片）
鹽巴…………………適量　橄欖油………………適量
水……………2公升（或倒入鍋中可以淹過肉類）
蘿蔔泥（橫切5公分大小）

◎沙拉醬：醬油1大匙、酢橘汁1粒份、橄欖油2大匙

【作法】

❶在牛肉的兩面撒上鹽巴，洗淨京都水菜後，切成四到五公分的長度。

❷混合沙拉醬的材料，輕輕瀝掉蘿蔔泥的水分。

❸在平底鍋上塗一層薄薄的橄欖油，轉成中火以後，鋪上牛肉片，把兩面迅速煎過便起鍋。

❹把牛肉、京都水菜和酢橘片放入碗公裡，用雙手稍微拌一下。接著裝進沙拉碗裡，再倒入蘿蔔泥和沙拉醬即完成。

草飼牛肉食譜 ❺

韓式牛五花炒蔬菜、生菜包肉

這是一道韓國風味的料理，先把食材用微辣的醬料醃漬後，再用生菜包起來一起享用。

醃漬時間太長的話，食材會吸收太多水分，因此差不多醃漬十分鐘左右就可以了。韭菜炒太久的話，蔬菜的顏色也會變得不太好看，所以用餘熱稍微煮一下就夠了。

這裡使用的生菜是紅葉萵苣和青紫蘇，不過如果也可以隨個人喜好，改用萵苣、荏胡麻葉或綠生菜。

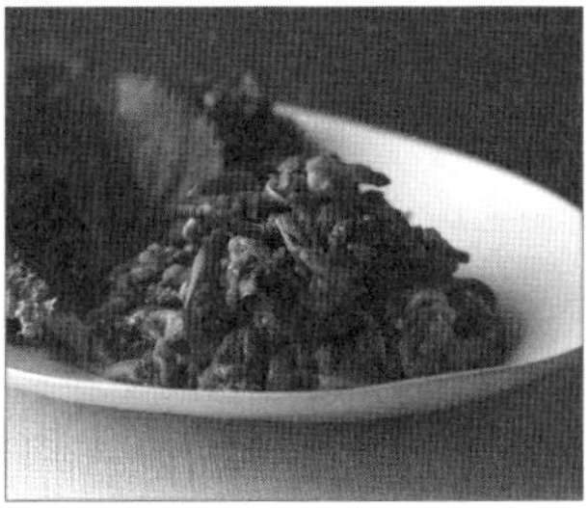

【材料】（2人份）

紐西蘭草飼牛五花薄片……150公克

洋蔥……1/4顆　韭菜……3~4根

生香菇……4朵　紅椒……1/2個

紅葉萵苣……適量　青紫蘇葉……適量

◎醃漬醬料：梨子泥1/4顆、醬油2大匙、辣椒粉1大匙、日本酒1大匙、熟炒白芝麻1大匙、砂糖1大匙、芝麻油1大匙、蒜泥1瓣份、薑末1撮

【作法】

❶洋蔥縱切成薄片。韭菜切段，長約5分。生香菇去蒂頭，切成1公分的寬度。紅椒去籽後縱向切條。

❷在碗公裡倒入芝麻油以外的醃漬醬料，均勻混合後再加入芝麻油拌勻。拌入牛肉、洋蔥、生香菇、紅椒，醃漬10分鐘左右。

❸用中火加熱平底鍋，把❷連同醃漬醬料一起倒入鍋裡炒。炒到牛肉變色以後，再炒一到兩分鐘，接著加入韭菜一起翻炒。

❹起鍋盛盤，備好紅葉萵苣和青紫蘇，捲起來即可食用。

草飼牛肉食譜 ❻

根菜蘑菇排骨湯

這是一道以牛肉和大蒜的鮮味為基底的韓國風味湯品，在寒冷的季節品嚐，可以讓身體從裡到外都暖和起來。

牛肉切細後比較容易熬出肉汁，口感也比較軟嫩。為了襯托出牛肉本身的鮮甜，調味的方式比較簡單，因此在熬煮的過程中請仔細濾除雜質，以避免留下有損湯頭的味道。另外，由於熬煮出來的湯頭比較清淡，因此會再用辛香料醬汁調味。

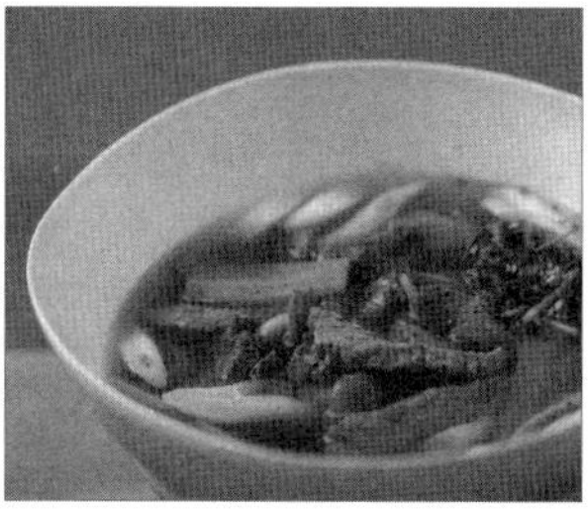

【材料】（2人份）

紐西蘭草飼牛菲力肉……150~200公克
紐西蘭草飼牛前胸肉……200公克

白蘿蔔	100公克	紅蘿蔔	1/4根
鴻喜菇	1/2包	長蔥	1/2根
醬油	1/2大匙	鹽巴	適量
胡椒	適量	芝麻油	1大匙
日本酒	1大匙	大蒜	1瓣

◎辛香料醬汁：山芹菜1株、醬油2小匙、熟炒白芝麻1小匙、辣椒粉少許、水4杯

【作法】

❶牛肉切條，撒上鹽巴和胡椒。白蘿蔔與紅蘿蔔皆去皮，切成長約4到5公分的條狀。鴻喜菇去掉蒂頭，切成適當的大小。蔥先切掉綠色的部分，再把白色部分斜切成寬度1公分左右的蔥段。把大蒜壓成蒜泥。山芹菜切段，每段長約3公分，然後與其他辛香料醬汁的材料混合在一起。

❷熱鍋後倒入芝麻油和大蒜爆香，接著加入牛肉均勻翻炒一下，倒入日本酒。

❸把水和蔥的綠色部分倒入鍋裡，熬煮10分鐘左右，並一邊濾除雜質。

❹把蔥的綠色部分從鍋裡取出，加入白蘿蔔、紅蘿蔔、鴻喜菇、蔥的白色部分，再熬煮約10分鐘。接著加入醬油、鹽巴和胡椒調味。最後盛入容器中，再倒入辛香料醬汁。

紐西蘭草飼牛食譜 ❼

牛五花南蠻漬

這是一道很適合炎熱季節的獨特冷盤料理。正因為草飼牛的脂肪含量少，所以做成冷盤也很美味。

南蠻漬是把肉炸過以後，再放入醬料中醃漬，而草飼牛因為是以瘦肉為主體，所以就算裹粉油炸也不會太難處理。在食慾低落、營養容易失調的季節裡，這道由牛肉和蔬菜組成的豐盛料理，吃起來就好像在吃沙拉一樣。

設計這道食譜的人是食物調理搭配師水口菜穗子女士，她曾設計出許多不含人工添加物、對身體無負擔的料理。

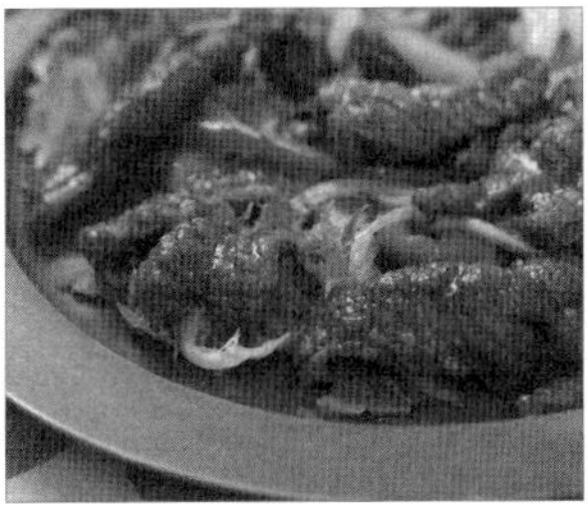

【材料】（3人份）

紐西蘭草飼牛五花肉……150公克

西洋芹	莖5公分	西洋芹菜葉	1根份
洋蔥	1/4顆	紅椒	1/4個
黃椒	1/4個	檸檬	適量
鹽巴	適量	胡椒	適量
太白粉	適量	油炸油	適量

◎醃漬醬料：醋1/2杯、水1/2杯、醬油2大匙、砂糖1大匙、辣椒1根

【作法】

❶西洋芹的莖去絲，菜葉也全部切成5公分左右的絲。洋蔥切成薄片。紅椒與黃椒去籽後切絲。混合醃漬醬料的材料後，放入可以密封的容器裡。

❷把牛肉切成一口的大小，撒上鹽巴和胡椒。外面均勻沾上太白粉，再放入170到180度的熱油中油炸。

❸把❷的油瀝掉後，趁熱放入1的醃漬醬料中醃漬。接著把❶的蔬菜放進去，和牛肉一起醃漬。雖然趁熱吃也很好吃，但放一晚再吃會更美味。食用時可依個人喜好擠一點檸檬汁。

紐西蘭草飼牛食譜 ❽

香草番茄燉牛肉

牛身上有一個部位叫做「沙朗」，也就是肋眼的一種，位在第五到第十二根肋骨的背側位置。特徵是含有較多瘦肉，肉質比較細嫩。

沙朗雖然適合用來做牛排或燒肉，但用燉煮的方式調理也不錯，同樣能夠發揮其肉質細嫩的特色。若和香草與番茄一起熬煮，便會是一道很適合搭配紅酒的時尚料理。

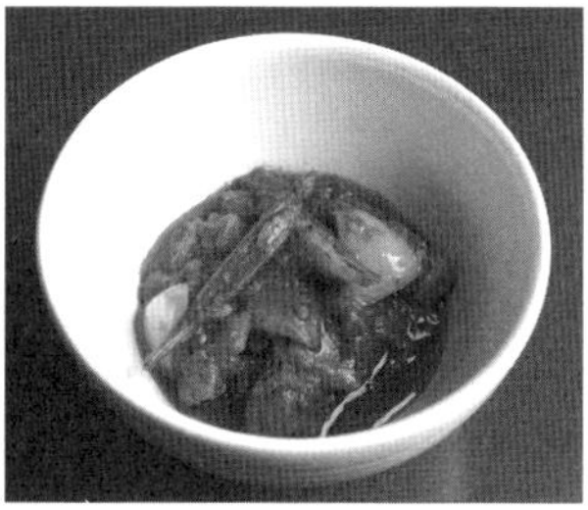

【材料】（2人份）

紐西蘭草飼牛沙朗（牛排肉）……1片（250公克）

洋蔥	1/4顆	茄子	1根
秋葵	2根	黃椒	1/4個
大蒜	2瓣切末	番茄罐頭	1/2罐
砂糖	1/2小匙	鹽巴	適量
粗粒胡椒	適量	水	1/2杯
百里香	3~4支	月桂葉	1片

特級冷壓初榨橄欖油……2大匙

【作法】

❶把牛肉切成一小口的大小，撒上鹽巴和粗粒胡椒。把洋蔥切成2到3公分的塊狀。秋葵去蒂，切成兩段。茄子去蒂，黃椒去蒂去籽，分別切成一口的大小。把番茄搗碎。

❷在鍋裡倒入特級冷壓初榨橄欖油加熱，接著加入牛肉翻炒，牛肉變色後再加入大蒜一起炒。

❸炒出香味以後，再加入洋蔥、茄子、黃椒繼續翻炒。蔬菜都均勻沾到油以後，倒入水和番茄一起熬煮。

❹加入百里香、月桂葉、砂糖和1/2小匙的鹽巴，用偏弱的中火熬煮約10分鐘。

❺加入秋葵再煮2到3分鐘，最後用鹽巴和粗粒胡椒調味後即可盛盤。

【專欄❹】

搭配蔬菜平衡體質，生酮飲食效果更好

蔬菜具有平衡身體酸鹼值（PH）的作用，用來表示酸鹼值的數字介於〇到十四之間，中間的七代表中性。未滿七是酸性，超過七是鹼性。成人的身體約有百分之六十是水分（體液），不過血液的酸鹼值一般都維持在七・三五到七・四五的弱鹼性。

讓體液維持在和血液相同的弱鹼性

酸鹼值取決於礦物質，礦物質在體內是以溶於體液中的電解質形式存在。當礦物質之中的「鉀（K）」、「鈣（Ca）」或「鎂（Mg）」等陽性礦物質較多時，體液會呈鹼性；當「硫磺（S）」、「磷（P）」或「氯（Cl）」等陰性礦

物質較多時，體液則呈酸性。

體液的酸鹼值一旦改變，可能會降低酵素的活性，或是影響包覆細胞的細胞膜滲透性，結果將導致代謝系統無法正常運作。所以腎臟或肺等器官都具備在一定範圍內調整酸鹼值的功能，這是讓體內環境維持在相對穩定狀態的「體內恆定」的一環。

然而，當酸性礦物質和陽性礦物質的攝取量失衡時，身體就必須多花一點時間調整酸鹼值。而且血液之外的體液，酸鹼值調整能力只有血液的五分之一左右。**因此血液的酸鹼值雖然不太可能因為飲食型態而失衡，但體液的酸鹼值卻很容易受到飲食型態的影響。**

肉類當中含有較多硫磺或磷等陰性礦物質，蛋白質來源的胺基酸也是酸性物質，因此一旦開始進行生酮飲食法，體液很容易呈現酸性。而且不僅是肉類而已，鮮奶、乳製品、蛋、穀物、麵粉、砂糖等，也都是陰性礦物質多的食品。

另一方面，蔬菜則含有許多陽性礦物質。蔬菜當中含有鉀、鈣、鎂等陽性礦物質。除此之外。海藻類、大豆或大豆食品當中也含有許多陽性礦物質。當肉類的攝取量增加以後，為了維持體液的酸鹼值，也請積極地攝取蔬菜。

第 5 章

名醫推薦，加速生酮作用的簡單食材

豆腐低糖又營養，容易飽足又不怕胖

效法原始人飲食型態的生酮飲食法雖然是以肉為主食，但一天之中可以把其中一餐換成大豆或大豆食品，因為大豆含有蛋白質等豐富的營養素，甚至有人稱之為「田中之肉」。

豆類食品富含鈣和鎂，又不會讓血糖上升

和生酮飲食法類似的飲食法還有「Paleo飲食法」，Paleo的意思是指原始人。這種飲食法的基本概念和生酮飲食法一樣，**就是回到人類在農耕開始前最初的飲食型態。**

生酮飲食法和Paleo飲食法很類似，都不建議攝取穀物、砂糖、鮮奶或乳製品等食物，但Paleo飲食法基於豆類也是農耕開始後才出現的食物，因此和穀物一樣，都列入不建議攝取的食品。

不過，大豆或豆類食品取得容易，可以隨時在超市或便利商店買到，況且豆類食品不僅糖類含量少，還含有肉類當中所沒有的健康成分，因此不需要刻意避開，以下表格便整理出常見的豆類食品中所含的蛋白質、鈣、鎂和糖的含量。

除了凍豆腐以外，其他豆製品的蛋白質含量，都少於肉類（平均每一百公克含有二十公克蛋白質）。如果要與一百公克的牛瘦肉相匹敵的話，至少要一整塊木棉豆腐（三百公克）或二・

大豆或大豆食品的主要營養價值（每100公克）				
豆製品	蛋白質	鈣	鎂	糖類
木棉豆腐	6.6公克	120毫克	31毫克	1.2公克
絹豆腐	4.9公克	43毫克	44毫克	1.7公克
凍豆腐	49.4公克	660毫克	120毫克	3.9公克
牽絲納豆	16.5公克	90毫克	100毫克	5.4公克
大豆（水煮）	16.0公克	70毫克	110毫克	2.7公克

五盒小包裝的納豆（五十公克），才能夠攝取到二十公克左右的蛋白質。

木棉豆腐、絹豆腐和納豆，只需要稍加辛香料和醬油，就能料理得很美味；至於凍豆腐或水煮大豆，可以和蔬菜一起煮，代替肉類；而水煮大豆加入蔬菜沙拉裡，就成了一道有飽足感的菜餚。

大豆或大豆食品雖然不像肉類一樣含有豐富的B群、鐵或鋅，卻含有很多人體容易缺乏的鈣和鎂，而且幾乎可以說是豆類之中唯一糖類含量較少，較不易造成血糖值上升的食物。

蔬菜汁料理省時，小心別加太多水果

在忙碌的早晨，如果沒時間做蔬菜料理的話，打蔬菜汁來喝也是一個不錯的選擇。在打蔬菜汁的時候，有以下兩個重點必須注意：**❶使用攪拌器，並保留蔬菜的殘渣，❷不要加太多會提高血糖值的水果**。

如果丟掉殘渣的話，就不容易攝取到蔬菜當中所含的膳食纖維。雖然有些果汁機可以把材料分成殘渣和果汁，但最好還是使用可以把材料榨碎並保留在原汁裡的機器。

如今在女性之間相當流行一種蔬菜汁，叫做「有機酵素青汁」。這種綠色蔬菜汁當中雖然添加了菠菜、小松菜、京都水菜等葉菜類，但從雜誌或網路上介紹的食譜看來，當中也使用了許多蘋果、葡萄柚、香蕉等水果。

◉蔬果汁中，蘋果不超過1／4顆、香蕉最多半根

在一般人的印象中，水果是一種很健康的食物，但水果其實跟主食一樣，含有大量會提高血糖值，進而導致肥胖的糖類。每顆蘋果或葡萄柚平均含有二十五公克以上的糖類，每根香蕉平均也含有二十一公克以上的糖類。

如果要在蔬菜汁當中添加水果的話，蘋果或葡萄柚最多使用四分之一，香蕉最多使用半根左右為宜。判斷的標準在於喝的時候不會覺得「好甜！」而且如果蔬菜夠新鮮的話，這樣就已經可以調出好喝的蔬菜汁了。

由於果汁或蔬菜汁是液體，因此水果當中所含的糖類一下子就會被人體吸收，刺激號稱肥胖荷爾蒙的胰島素分泌，導致血糖值上升，促使糖類被轉變為體脂肪。如果用有機酵素蔬果汁來代替早餐的話，血糖值會上升，那麼可想而知的是，睡眠期間不斷被轉換成酮體燃燒的體脂肪分解機制，自然而然會停止下來。

水果當中雖然也含有維生素或礦物質，但這些營養素同樣也能從蔬菜當中攝取。若排除水果當中特有的植物性化合物，其實幾乎沒有維生素或礦物質是只能從水果當中攝取到的。含糖量多的水果就跟砂糖一樣，不需要天天食用，偶爾適度地淺嚐一下當季水果即可。

●留意水果使用量的蔬菜汁，營養豐富又飽足

另外，水果當中所含的果糖是一種比較特殊的糖類，大約有百分之八十會在肝臟中轉換為脂肪。因此，雖然果糖比較不容易導致血糖值上升，但攝取過量的水果，卻有可能導致肝臟堆積過多脂肪的「脂肪肝」問題。如果喝太多果汁或添加含有大量果糖甜味劑（玉米糖漿）的清涼飲料，則有可能因為脂肪的堆積而引起「非酒精性脂肪變性肝炎」。

減少水果含量的蔬菜汁不僅營養價值高，還能提供滿足感。如果你是「無

法一大早就吃肉」的人，不妨以蔬菜汁為早餐，中午和晚上再吃肉即可。超市或便利商店販賣的市售蔬菜汁大多都缺乏膳食纖維，而且維生素等營養素早在加工過程中被破壞殆盡。尤其為了讓消費者更容易入口，多半都添加了水果汁，因此在購買市售蔬菜汁時，請選擇能夠信賴的廠商所製造的產品。

我目前正在與一家叫做「Oixis」的食品通路公司合作，這家公司以提供美味且安心的嚴選食材宅配服務獲得消費者的支持，我們已依據生酮飲食法的理念設計出以下四款蔬菜汁（前三款是Oixis的原創食譜，使用的也是該公司提供的蔬菜，最後一款是我個人設計的食譜）。

【自製蔬菜汁食譜❶清爽檸檬汁】

材料	西洋芹½支、鳳梨¼顆、檸檬¼顆、水1百毫升
做法	❶西洋芹去絲，切成能夠放入攪拌器的大小。 ❷鳳梨削皮，切成一口的大小。 ❸把果皮柔軟、富含果汁的檸檬去籽，擠成檸檬汁。 ❹把所有材料和水倒入攪拌器中，按下開關。

【自製蔬菜汁食譜❷鮮甜小松菜汁】

材料	小松菜1束、迷你番茄½顆、蘋果¼顆、柳橙¼顆、水1百毫升
做法	❶蘋果和柳橙去皮、去籽，切成一口的大小。 ❷把微甜的小松菜切成能夠放入攪拌器中的大小。 ❸迷你番茄去蒂。 ❹把所有材料和水放入攪拌器中，按下開關。

【自製蔬菜汁食譜❸無農藥紫蘇蘋果汁】

材料	無農藥紫蘇5片、蘋果¼顆、鳳梨¼顆、檸檬汁適量、水1百毫升
做法	❶把香氣十足且沒有苦味的無農藥青紫蘇洗淨，並去莖。 ❷蘋果和鳳梨削皮，切成一口的大小。 ❸把所有材料和水放入攪拌器中，按下開關。

【自製蔬菜汁食譜❹抹茶風蘋果紅蘿蔔汁】

材料	蘋果1顆、紅蘿蔔¼根、檸檬¼顆、有機抹茶粉1小匙、水50毫升
做法	❶蘋果和紅蘿蔔仔細清洗後，連皮切成能夠放入攪拌器中的大小。 ❷把檸檬擠成汁。 ❸把所有材料和水放入攪拌器中，按下開關。

早上喝咖啡提神，不如來碗蔬菜味噌湯

在忙碌的早晨，除了蔬菜汁以外，還有一種方法可以輕鬆地攝取到蔬菜，就是煮一碗湯料豐富的味噌湯。

把蔬菜放進味噌湯裡一起煮比較容易入口，因此可以一次攝取充分的蔬菜。雖然加了蔬菜的法式清湯也不錯，但味噌湯有一個法式清湯沒有的優點，儘管不清楚當中確切的因果關係，不過味噌或許有可能減輕放射線對人體的負面影響。

太平洋戰爭末期，一位名叫秋月辰一郎的醫師，在長崎被美軍投下的原子彈波及，據說他靠著獨門的飲食療法，長期飲用紅味噌製成的味噌湯，結果原子彈的放射傷害並未在他身上發作。

◉味噌特有的蛋白質，竟能避免放射線傷害

秋月醫師在二〇〇五年以八十九歲的高齡逝世前，始終維持著健康的體魄，並全力投入原爆者醫療的工作中。一九八六年車諾比事件發生後，歐洲人得知秋月醫師的經驗，遂即掀起一股味噌熱潮，當時日本的出口量甚至因此成長數倍之多。

受到秋月醫師的經驗啟發，廣島大學原爆放射線醫科學研究所進行了一項實驗。研究人員用X光照射吃過味噌的老鼠，**結果證實了味噌具有一種特殊作用，可以改善因放射線所導致的消化道障礙**。尤其熟成的味噌比未熟成的味噌更能有效減輕放射線所造成的負面影響。

至於是味噌的哪個成分發揮防禦放射線的作用，又是如何發揮作用的，這一點尚未釐清，可能是味噌特有的蛋白質，亦即「吡嗪」這種香氣成分之一的多糖類，加上味噌熟成時由胺基酸和糖類結合而成的「類黑精」等物質，共同發揮了作用。

◉老是早上沒精神、低血壓？味噌湯緩解疲勞

或許有人會在意味噌湯當中的鹽分，不過一碗味噌湯只含有約一．五公克的鹽分。除非是高血壓的患者，否則一天喝一次的話，並不需要擔心味噌湯會造成鹽分攝取過量的問題。**反倒是每天早上很難起床的低血壓類型的人，從味噌湯當中攝取適度的鹽分反而有加分作用。**

通常一早起來就沒什麼精神，心情感覺很低落也不想去上班的人，很有可能有「腎上腺疲勞」的問題。所謂的腎上腺疲勞，就是在腎臟上方一處小小的叫腎上腺的器官，因為疲勞的緣故，而無法持續分泌足夠的「皮質醇」。

皮質醇具有提高血糖或血壓的功能，是一種能讓人從睡眠期間的休息模式，切換到白天的活動模式的激素，一般人只要起床，腎上腺就會開始分泌皮質醇。皮質醇也是一種壓力荷爾蒙，當人感受到外來壓力時，身體就會分泌皮質醇來對抗壓力。若長期處於高壓的狀態下，腎上腺會不眠不休地分泌皮質

醇，長久下來腎上腺會日益疲乏，結果便漸漸地無法分泌出足夠的皮質醇，這就是所謂的腎上腺疲勞。

身體一旦缺乏皮質醇，血糖或血壓就無法上升至適當的程度，於是整個上午都無法打起精神來。早上總是爬不起來的人，或者早上不喝一杯加了砂糖的咖啡就無法集中精神的人，恐怕都有腎上腺疲勞的問題。

從味噌湯當中攝取適量的鹽分，一來可以提高血管內的滲透壓，二來也可以順便增加血管內的水分，減緩血壓上升的速度。有腎上腺疲勞症狀的人，最好養成每天早上喝一碗味噌湯的習慣。

味噌湯裡也可以加入裙帶菜等海藻類，或者是金針菇、珍珠菇或香菇等菇類。海藻類和菇類都是糖類含量少，而且富含維生素、礦物質和膳食纖維的優良食材。

骨質疏鬆和過敏，皆因維生素D不足！

「維生素D」幾乎無法從肉類、大豆、大豆食品或蔬菜中攝取到，但對人體來說很重要；而維生素D的重要性已經漸漸為世人所知，有兩個理由：❶大家發現維生素D的新作用，❷缺乏維生素D的人正急遽增加中。

以往大家所知道的維生素D的功能，就是有助於吸收鈣、鎂、磷等構成骨骼的礦物質。**尤其在鈣質的代謝上，維生素D更是不可或缺的營養素**。如果極端缺乏維生素D的話，不僅會缺乏鈣質，連一起構成骨骼的鎂或磷也會不足。發育期的孩童一旦罹患維生素D缺乏症，有可能因為骨骼強度不足而導致脊椎或四肢骨骼變形的恐怖「佝僂病」，如果是成人的話就會造成「骨質軟化症」。

近年來更發現維生素D具有類似激素的作用，**可以全面性地調控免疫反**

應。缺乏維生素D不僅會導致免疫反應無法正常運作，還很容易罹患花粉症、過敏或關節炎等所謂的現代病。

維生素D難以從飲食中補充，容易攝取不足

現代人之所以有越來越多過敏的病例，其中之一的原因就是潛在性的維生素D不足所致。維生素D每日的攝取上限雖然是五十微克，但要讓免疫反應正常運作的話，平均每天需要攝取到上限值的五十微克才可以。附帶一提，以往維生素D使用的單位是IU（國際單位），現在國際上雖已統一為微克，但還是有些時候會使用IU。請用一微克等於四十IU的換算法計算。

維生素D蘊藏於鮟鱇魚肝、沙丁魚乾、黑木耳、香菇等食品當中，這些都不是人們每天會吃的食品，光靠一般的飲食至多只能攝取七到八微克，每天的攝取量要達到五十微克並不容易。

◉只要曬太陽，也能補充維生素D！

維生素D不足的另一個理由，就是人們為了避免罹患皮膚癌或不想曬黑，通常都沒來由地討厭陽光。

維生素雖然是人體無法自行製造的微量營養素，但維生素D卻是可以合成的。**只要讓皮膚曬到太陽，「紫外線B光（UVB）」就會從皮膚中的膽固醇合成出維生素D**。因此，若一味地逃避日光浴，體內合成的維生素D就會越來越少，有一份報告甚至指出，約有百分之四十二的美國人缺乏維生素D。

在改編自瑞士小說的日本著名動畫《阿爾卑斯山的少女》當中，有一位名叫克拉拉的角色，她因為雙腳不良於行，所以總是坐在輪椅上。

克拉拉從高度工業化的德國大都市法蘭克福，來到海蒂等人生活的瑞士阿爾卑斯山。然後有一天，克拉拉跟海蒂發生口角，情急之下便從輪椅上站了起來。而海蒂在驚訝之餘脫口而出的「克拉拉站起來了」，則是動畫迷之間無人不曉的著名台詞。

海蒂的故事背景是十九世紀末的歐洲。當時德國因為急速的工業化，造成嚴重的大氣污染，而在那樣的環境之中，人們難以吸收到合成維生素D所需的紫外線B光。尤其克拉拉又生長在大氣污染嚴重的大都市法蘭克福，自然有可能因為缺乏維生素D而導致「佝僂病」，必須過著靠輪椅生活的日子。

因此我認為，她之所以能夠克服佝僂病，就是因為她搬到空氣新鮮的瑞士阿爾卑斯山以後，**在紫外線的照射下獲得了充分維生素D**，於是才能夠靠自己的雙腿站立起來。

周末中午散步二十分鐘，補充維生素D

生酮飲食法的基本概念，就是回到農耕開始前的原始人飲食生活型態。只要能夠確實掌握這個觀念，自然能夠找到在體內合成充分維生素D的方法。

我們的祖先離開森林以後，開始在毫無日光遮蔽物的大草原上生活。因為可以盡情地合成維生素D，所以才會在維生素D豐富的條件下，建立了骨骼代謝或免疫反應的系統。

然而不知從何時開始，人們開始避免曬太陽，導致原本就很難額外攝取的維生素D更加缺乏，越來越多人罹患骨質疏鬆症、佝僂病，乃至於各種過敏等現代疾病。

若根據以維生素D研究聞名的麥克・哈立克博士的標準，我們可以在每年的二月到十月，每周花兩到三天，利用中午的兩個小時，曬曬十五分鐘的太陽，利用紫外線照射在皮膚上產生的合成作用獲得必需維生素D。

上班族或許很難在平日做日光浴，但只要利用週六和週日的正午時間，穿著短袖短褲散步十五到二十分鐘，就能夠達成這個條件。

話雖如此，忙碌的現代人似乎很難像原始人那樣曬太陽，而且膚色本來就偏黑的人，或是因為本身有運動習慣，平時已經被紫外線曬黑皮膚的話，黑色素就會吸收紫外線B光，因此即使按照哈立克博士的方法曬太陽，也有可能無法產出足夠的維生素D。

任何事情都是「過猶不及」，照射太多紫外線

靠日光浴獲得必需維生素D的最佳時間	
季節	在紫外線B光可以照射到地表的2月至10月之間。
時刻	太陽抵達最高點前後的2小時。
服裝	短袖、短褲。
時間	15至20分鐘。
頻率	一週2到3次。

也不好。如果被曬到皮膚發紅的程度，皮膚就會受到傷害。此外，有些皮膚白皙的人，一曬到紫外線皮膚就會立刻變紅，但之後又會再白回來的天生白底，可能不太適合曬太陽。

不想曬傷、沒時間照射紫外線，或不適合曬太陽的人，最實際的做法就是靠營養補給品補充維生素D。攝取營養補給品時，**請以一天五十微克為標準**。若以吞服方式攝取一天二百五十微克以下，目前並無任何報告顯示會有任何副作用。

【專欄❺】

蔬菜中的「植化素」，是天然抗老良方

除了維生素、礦物質和膳食纖維，蔬菜中還含有一種值得大家重視的成分：「植化素」。植化素的英文是phytochemicals，phyto代表植物，chemical是化學物質的意思，因此phytochemicals就是植物所製造的化學物質的統稱。

目前已知的植化素種類約有一千五百種，不過據估計，若連同尚未發現的植化素在內，總數應該超過一萬種之多。

色彩豐富、香氣濃郁的水果，抗氧作用最好

植化素當中最有名的，莫過於紅酒所含的「多酚」，這是植物當中所含的苦味或色素成分，紅酒當中則含有「花青素」或「白藜蘆醇」等多酚。**這些多酚都具有抗氧化作用，可以防止活性氧的氧化所造成的老化傷害。**

不僅是紅酒，連蔬菜當中也含有多酚。其中最具代表性的就是青花菜、帝王菜或洋蔥中富含的「槲皮素」。槲皮素和花青素、白藜蘆醇一樣，具有強大的抗氧化作用。至於在多酚之外，蔬菜當中所含的植化素還包括紅蘿蔔的「β-胡蘿蔔素」、番茄的「茄紅素」、菠菜的「葉黃素」、青花菜或白菜的「異硫氰酸酯」，以及蘆筍的「麩胱甘肽」等等。

即使無法記住哪一種蔬菜含有哪一種植化素，**只要選擇顏色、香氣或苦澀味較重的當季蔬菜，讓餐桌同時呈現綠、紅、黃、橘、紫的豐富色彩**，即可自然地攝取到植化素。因為大部分的植化素都是構成蔬菜顏色、香氣或苦味的成分。

多酚等植化素是植物為了保護自己而製造出來的成分，不過除了抗氧化作用，植化素還具有抑制萬病根源的慢性發炎和提高免疫力等作用。由於其中很多都是水溶性，無法留存在體內，因此最好可以每天勤勞地從食物當中攝取。

第 6 章

破除肉食、油脂和蛋白質的錯誤迷思！

肉類的脂肪對身體不好，最好別吃？

肉類脂肪所含的油酸，可調節膽固醇，還能防便祕。

習慣以米飯為主食的人，或許會對以肉類為主食的生酮飲食法感到懷疑或不安，因此，本書最後一章的重點，就是要來化解各位對於肉食的誤解。在推薦肉食之際，一定會聽到的問題就是：「攝取過量的動物性脂肪，不是會對身體不好嗎？」

雖然現在還是有很多人存在著「肉類的動物性脂肪對身體不好，植物油等植物性脂肪對身體比較好」的偏見，但這完全是一種迷思。為了打破這樣的迷思，我們來仔細檢驗一下牛肉的脂肪（即脂質）。

健康的好脂肪不易氧化，在人體內能穩定作用

牛肉的脂肪大部分都是「中性脂肪」，是由「脂肪酸」和「甘油」所構成，但占據其中大部分且影響中性脂肪特性的是脂肪酸。在牛肉所含的脂肪酸中，比重最多的是「油酸」，大約占全體的百分之五十。對健康有益且相當受歡迎的橄欖油，當中的主要成分就是油酸，在營養學上被分類為「單元不飽和脂肪酸」。

經活性氧氧化的脂肪酸雖然有害，但油酸卻具有不易氧化的優點。不僅如此，也有報告指出油酸可以將膽固醇調整到正常值；**此外，由於油酸可以軟化腸內消化物，因此也有助於促進排便和預防便秘。**

在牛肉所含的脂肪酸中，比重次於油酸的是「棕櫚酸」和「硬脂酸」。棕櫚酸占全體的百分之二十到二十五，硬脂酸占百分之十左右。棕櫚酸和硬脂酸在營養學上被分類為「飽和脂肪酸」。**飽和脂肪酸也有不易氧化的優點，能在**

人體內穩定作用，是最安全的脂質。

正如第四章所述，植物性脂肪酸中反而含有危險的脂肪酸，也就是大豆油等沙拉油當中所含的「亞麻油酸」。**亞麻油酸容易合成造成嚴重發炎的物質，是關節痛或過敏等現代病惡化的原因之一。**油酸和飽和脂肪酸等牛肉脂肪酸的主要成分不僅不容易被氧化，還不會像植物性脂肪那樣透過類似激素的作用危害人體，這就是所謂「在人體內穩定作用」的意思。

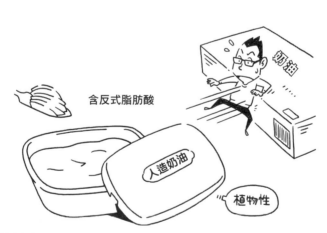

● 植物性脂肪含反式脂肪酸，易引起關節痛、過敏等現代文明病。

植物性脂肪比動物性脂肪更健康？

人工植物油的反式脂肪酸，會導致腦溢血和骨質疏鬆！

我們應該要注意的是植物油當中，由人工製造的「反式脂肪酸」。反式脂肪酸是以人工方式將液態的植物油製成固態的油脂，最具代表性的就是「人造奶油」，當中含有約百分之八到十三的反式脂肪酸。除此之外，速食調理包等加工食品當中所使用的「起酥油」，也含有反式脂肪酸。

人造奶油源自於法國，十九世紀時，因為與鄰國普魯士爆發戰爭而陷入奶油短缺，所以化學家便開發了人造奶油來代替天然奶油。然後又因為人們長期誤解「動物性脂肪很危險」，所以以往植物性的人造奶油比動物性的奶油更受推崇，但從現代的常識來看，這完全是「空穴來風的誤解」。

◎人造奶油中，含有阻礙骨骼代謝、不易凝血的成分

在製造反式脂肪酸的過程中，會產生一種叫「Dihydro-vitamin K1」的有害因子。維生素K是凝血、活化細胞間質或使骨骼正常代謝的必需營養素，但Dihydro-vitamin K1卻會阻礙這些維生素K的作用。

結果有可能造成血液難以凝固、刺激腦溢血或對骨骼代謝造成負面影響等等。因此，在歐美等大量攝取速食或加工食品的國家，都會明確標示出食品當中的反式脂肪酸含量，或是積極地指導餐飲業者如何減少使用反式脂肪酸。

根據世界衛生組織（WHO）的建議，反式脂肪酸的攝取量最好不要超過每日攝取熱量的百分之一。據說日本人攝取的反式脂肪酸占總熱量的百分之〇・七，但也有來自東京大學等的研究報告顯示，三十到三十九歲的日本女性有百分之三十以上，從甜點等食品中攝取到超過總熱量百分之一的反式脂肪酸。**平常吃很多甜點、速食或加工食品的人，應該格外注意自己是否有反式脂

肪酸攝取過量的問題。

附帶一提，在牛、羊等動物的消化道內合成的共軛亞麻油酸，雖然在化學上也被分類為反式脂肪酸的一種，但共軛亞麻油酸是屬於天然型，不會像人工型的反式脂肪酸一樣對人體造成負面影響，因此請盡量安心食用。

膽固醇對身體不好，肉、蛋中含量多？

人體會自動調節膽固醇含量，吃肉或蛋也不會影響含量。

動物性脂肪中，格外受到大眾敵視的就是膽固醇。長期以來，我們一直被灌輸「膽固醇是不好的東西」，但美國等先進國家早已否定了這套說法。

日本第一位明確否定這套說法，帶動「膽固醇神話崩解」的人，就是日本東海大學的大櫛陽一名譽教授，以下簡單整理摘要大櫛名譽教授有關「膽固醇」的教學內容。

膽固醇原本是一種由動物合成的脂質，雖然市面上偶爾會看到一些標榜「零膽固醇」的植物油，但從原理上來說，其實所有的植物性食品，都是不含膽固醇的。

◉肉和蛋的膽固醇含量，其實很少！

膽固醇是細胞膜或神經細胞的材料，也是構成激素或維生素D的原料，在人體內扮演非常重要的角色。維生素D能夠調控免疫反應，正因如此，包括人類在內的動物才會自行製造膽固醇。

隨著年齡的增長，血液中的膽固醇值會逐漸提高，這就是膽固醇對人體來說不可或缺的證據。因為隨著免疫力的下降，膽固醇值必須相對提高以強化細胞膜；人們對於膽固醇的誤解，主要來自以下兩個錯誤的觀念：

✕食用膽固醇含量高的東西，就會提高膽固醇值。

✕膽固醇會造成動脈硬化，進而提高心肌梗塞的風險。

人體內百分之八十的膽固醇由肝臟合成，從飲食當中攝取的膽固醇則占其餘約百分之二十左右。**當我們從飲食當中攝取的膽固醇增加，肝臟合成的膽固醇量就會減少，因此，即使攝取膽固醇高的食物，體內的膽固醇量也不會變多。**

就像室溫一旦超過冷氣機設定的溫度，風量就會自動加強，室溫一旦降低太多，風量又會自動減弱一樣，這在生物化學中又稱「人體的回饋機制」。人們之所以會對膽固醇產生第一項誤解，就是因為大家都無視於這個基本到應該寫在生物化學課本第一頁的事實。

說起膽固醇含量多的食品，最常被提到的就是蛋，但蛋裡面的膽固醇含量，每一百公克只含四百二十毫克，也就是〇・四公克而已。蛋的脂質大約是十公克，因此其中的膽固醇只占二十五分之一而已。如果是草飼牛菲力的話，膽固醇含量大約是四十五毫克，也就是〇・〇四五公克。

攝取膽固醇含量高的食物，也不會提高膽固醇值，這項事實也已在長期的臨床試驗中獲得證實。美國和芬蘭分別花費七年和十年的時間進行臨床試驗，結果發現即使減少動物性脂肪和膽固醇的攝取，並增加植物油的攝取，長期下來血清膽固醇值還是不會改變。

膽固醇會造成動脈硬化，最好別攝取？

動脈硬化並非膽固醇過高，而是高血糖引起的發炎。

人們對於膽固醇會導致動脈硬化的誤解，其實是源自於下述的歷史背景。

一八四三年，人們在動脈硬化的血管中發現了膽固醇，動脈硬化，就是動脈變硬、變窄。在這種狀態下，血液的流動會變得不順暢，血管很容易在瞬間堵塞，進而引發心肌梗塞或腦中風。

● 膽固醇在動脈硬化的血管中，含量只有一%

一九一三年，俄羅斯有一名叫阿尼奇科夫的研究者進行了一項實驗，他把蛋等膽固醇含量高的食物餵給兔子吃，結果造成了動脈硬化。然後到了一九六〇年代的美國，又有報告指出血液中膽固醇值高的人，在其後十年內發生心肌梗塞等「冠狀動脈疾病（發生在供給血液給心臟的冠狀動脈的疾病）」的機率比較高。以上的間接證據，讓「膽固醇會造成動脈硬化」的說法，一舉散播至全世界，但如今這個說法已全盤遭到否定。

從動脈硬化的血管當中發現的膽固醇，最多只有百分之一而已。造成動脈硬化真正的原因，是糖類攝取過量所導致的飯後高血糖或亞麻油酸攝取過量所導致的炎症所致。**而且膽固醇之所以會集中在血管，是為了修復發炎的血管細胞**。換句話說，血管當中堆積膽固醇並不是動脈硬化的「原因」，而是「結果」。

因為身體一旦發炎，一種叫「巨噬細胞」的白血球等炎性細胞，就會集合起來對抗發炎。這些炎性細胞會釋放活性氧攻擊異物，但若膽固醇因為活性氧而氧化，動脈硬化的程度就會越來越嚴重。

蛋的膽固醇含量高，一天最多吃一顆？

肝臟會調節體內膽固醇量，且蛋的膽固醇含量非常少。

阿尼奇科夫的兔子實驗，是「吃蛋會提高膽固醇值」一說的起源，不過，餵食草食性動物的兔子吃膽固醇，這個實驗本身就不太合理。因為人類等肉食性動物能夠代謝膽固醇，可是植物性食品當中並不含膽固醇，因此兔子無法代謝膽固醇。

和兔子不同的是，健康的人類不管吃幾顆蛋，膽固醇值都不會上升。**而且人類的動脈硬化發生在動脈的內側，阿尼奇科夫實驗中的動脈硬化卻發生在動脈的外側**，其後也沒有進行任何後續實驗，因此輕易接受阿尼奇科夫實驗的結果是很危險的。

其次，在美國的報告中，血液當中膽固醇值高的人，之所以比較容易罹患冠狀動脈疾病，則是因為在參加實驗的人之中，有人患有天生無法代謝膽固醇的「家族性高膽固醇血症」，大約是五百人之中會有一人罹患，若排除這類患者，一般膽固醇值高的人發生冠狀動脈疾病的機率並不高。

膽固醇越低，越容易罹患癌症、腦血管和呼吸疾病

一般說到膽固醇時，一定會提到「壞膽固醇」與「好膽固醇」。膽固醇是一種油性物質，對血液的親和性並不高，因此需要依附對水分的親和性高的蛋白質，才能由肝臟運送到全身，這種膽固醇就叫做「低密度脂蛋白膽固醇」，一般被稱作「壞膽固醇」。而壞膽固醇的體積較大，內部含有許多膽固醇。

至於身體組織沒用完的舊膽固醇，同樣也會依附著蛋白質回到肝臟。這些膽固醇就叫做「高密度脂蛋白膽固醇」，一般又稱「好膽固醇」。相較於低密

度脂蛋白膽固醇，高密度脂蛋白膽固醇的體積較小，內部所含的膽固醇也較少。**當低密度脂蛋白膽固醇多，高密度脂蛋白膽固醇少時，血液中的膽固醇值就會上升，因此一般才會把低密度脂蛋白膽固醇稱為壞膽固醇。**高密度脂蛋白膽固醇稱為好膽固醇，然而正如前文所述，因為兩者所含的膽固醇都是好的，所以其實都是好膽固醇。

必須把低密度脂蛋白膽固醇視為壞膽固醇加以提防的，是前述患有家族性高膽固醇血症的患者。低密度脂蛋白膽固醇可以由細胞的「接受器」去加以捕捉、攝取，但家族性高膽固醇血症患者的接受器基因卻與常人不同，無法為細胞攝取低密度脂蛋白膽固醇。於是血液中的膽固醇值有可能高達常人的兩倍，而且約有百分之六十死於心肌梗塞。

要知道自己是否患有家族性高膽固醇血症，只要抽血檢查膽固醇值即可。如果抽血檢查沒有異常的話，一般健康的人體是可以自行調節低密度脂蛋白膽固醇的，因此沒有必要把膽固醇視為壞膽固醇加以防範。

膽固醇可以預防疾病，並有效降低死亡率，因此千萬不能試圖透過吃藥刻意降低膽固醇。根據大櫛名譽教授的研究，未罹患家族性高膽固醇血症的正常人，若低密度脂蛋白膽固醇越低，則死亡率越高。此外，若總膽固醇值越低，癌症、腦血管疾病、呼吸系統疾病的死亡率也越高。

高蛋白質的食物，對腎臟的負擔很大？

若腎臟功能原本就正常，便無須擔心蛋白質攝取過量。

在以肉類為主食的生酮飲食法中，一方面必須戒掉米飯、麵包、砂糖等糖類，一方面則要增加蛋白質的攝取量。雖然有些人對於糖類限制採取批判的態度，並點明其中的風險，但這一點並不需要擔心。

蛋白質在人體內會被分解為胺基酸加以利用，而沒使用到的胺基酸則會被分解為阿摩尼亞。由於阿摩尼亞對身體有害，因此會在肝臟中被轉化為尿素，通過排泄老廢物質或有害物質的腎臟，隨著尿液一起排出體外。如果是腎臟功能正常的人，也就是抽血檢查時沒被檢查出腎臟功能衰退的話，就不需要擔心蛋白質攝取過量的問題。

蛋白質尚無「上限攝取量」，請從優質瘦肉中多攝取

根據二〇一一年行政院衛生署的「國人膳食營養素參考攝取量」中，十九歲以上成人的每日蛋白質建議攝取量是五十到六十公克，並沒有規定上限攝取量；在日本厚生勞動省公布的「日本人飲食攝取標準（二〇一〇）」當中，也沒有規定蛋白質攝取的上限：

「蛋白質的上限攝取量，必須依據蛋白質攝取過量所造成的健康損害加以設定，然而，**現階段並未取得足夠的報告、可以作為評估蛋白質上限攝取量的明確依據，因此此處決定不設定上限攝取量。**」

若要再深入補充說明的話，「上限攝取量」指的是不會對健康造成危害的習慣性攝取量上限。

正如前文所述，缺乏蛋白質會對健康造成許多負面影響，請放心地攝取優質的瘦肉，不必擔心蛋白質攝取過量的問題。

斷糖飲食法會引起酸中毒，很危險？

缺乏胰島素導致的酮酸中毒，和斷糖的生酮作用完全不同。

由於生酮飲食法必須限制糖類的攝取，強迫體脂肪分解出「酮體」，作為全身的熱量來源；換句話說，在實行生酮飲食法的過程中，體內製造的酮體會增加。於是，對限糖、斷糖飲食採取批判態度的人會質疑：「酮體增加的話，有可能造成酮酸中毒的危險。」但這純粹是把生理性的「酮體增加」和病理性的「糖尿病酮酸中毒」混淆所引起的誤解。

血液通常會維持在弱鹼性，體液偏向酸性的狀態稱為「酸中毒」。由於酮體是酸性物質，因此酮體一旦增加，引起酸中毒的可能性就會提高。酮體增加造成的酸中毒就稱酮酸中毒，若是因糖尿病所引起，則稱「糖尿病酮酸中毒」。

斷糖的人體生酮反應，不同於缺乏胰島素的酮酸中毒

糖尿病可分為「一型糖尿病」和「二型糖尿病」，台灣的糖尿病患者中，有百分之九十五以上，都是因為生活習慣造成胰島素分泌量減少或功能衰退所引起的二型糖尿病。一型糖尿病是發生在胰臟的自體免疫疾病，病因是製造胰島素的細胞壞損所致，糖尿病酮酸中毒大部分都發生在一型糖尿病患者身上。

我們的身體如果沒有胰島素，就無法把糖類攝取進細胞內。一型糖尿病患者因為無法自行分泌胰島素，所以必須靠著注射胰島素來維繫生命。如果在未注射胰島素的狀態下攝取糖類，則有可能因為高血糖加上細胞內缺乏熱量而陷入昏睡狀態。

當細胞內的熱量不足時，酮體就會開始動員。在通常情況下，若以糖類為熱量來源時，體內不會有酮體的存在，因此酮體便成為糖尿病酮酸中毒的指標。酸中毒雖然會妨礙代謝，卻非昏睡的主要原因，反而是突然發生的「糖代

謝異常」下的受害者。

生酮飲食法中不管是酮體的產生或體液的酸鹼值調整，變化幅度都只會介於維持體內環境穩定的體內恆定範圍內。因此，健康的常人在實踐生酮飲食法的過程中，並不會因此提高酸中毒的風險，更不可能陷入昏睡狀態。

生酮飲食法的作用，拯救無藥可治的小兒癲癇

斷糖、限糖飲食法中的「阿特金斯飲食法」，目前全世界約有數十萬人實行，但其中發生酮酸中毒的卻只有兩例而已，其中一例是同一個人重複發作四次，背後因素可能是遺傳性的異常所致，另一例據信是因為連續多日嘔吐，無法攝取食物，所以才會因為脫水症而引發酮酸中毒。

生酮飲食法藉由限制糖類攝取、讓酮體增加，在醫學上也已經獲得安全性的證實，最確切的證據就是小兒「難治性癲癇」的生酮飲食療法。

難治性癲癇是一種即使吃藥也無法抑制發作的疾病，一般的癲癇療法毫無效果。所以近九十年來，難治性癲癇的治療都是透過生酮飲食，讓總攝取熱量的百分之七十五到八十來自脂質。難治性癲癇的患者，一旦因為腦神經細胞無法利用血糖而造成熱量不足時，就會引起癲癇發作。因此，**生酮飲食的目的就是希望用酮體代替血糖，以供給神經細胞熱量。**

如果生酮飲食法會造成酮酸中毒的話，醫學上就不會用生酮飲食來治療小兒患者。此外，酮體也具有鎮定神經興奮的作用。

最早承認生酮飲食療法的國家是英國，二〇一〇年，英國在評估醫療技術的「考科藍合作組織」計畫中，正式承認生酮飲食是治療小兒難治性癲癇的飲食法；此外，二〇一一年時，英國國立醫療技術評價機構（NICE）也正式承認生酮飲食療法。

除了營養攝取足量，也要慎選食物品質

生酮飲食不斷強調要選擇優質的好肉，從中攝取蛋白質；有些肉是來自充滿新鮮空氣與水分的環境下，放牧生長的草飼牛；有些則是先注射生長激素，再用穀物強制養得肥肥胖胖的代謝症候牛，這兩種肉的品質是無法相比的。

二〇〇九年，北海道大學研究員半田康先生公布了一份報告，內容指出美國牛肉當中殘留著許多「雌激素」。

◉圈養的飼料牛，不如天然放牧的草飼牛

雌激素與乳癌的發生有深刻的關聯性，雌激素一旦被乳癌的接受器捕捉

到，就會刺激癌細胞增生。大腸裡也有女性激素的接受器，因此一般相信雌激素與大腸癌的發生也有某種程度的關聯性。即使是男性的體內，同樣也會製造女性激素。

在美國的肉品業界，替牛注射刺激成長的激素是很正常的事，由於荷爾蒙劑會堆積在脂肪的部分，因此可想而知，那些用穀物強制餵得肥肥胖胖的穀物肥育牛，脂肪裡一定殘留著很多激素。

癌症發生的過程相當複雜，無論是吸菸、運動不足或壓力，都有可能加速癌細胞增生，**因此不需要刻意把罹癌的理由單一化，一味認為「吃肉會提高罹癌率」**，更重要的是平常就要適度運動，在維持良好生活習慣之餘，多加考量肉品的品質，選擇草飼牛這種相對較安心且安全的肉類。

【專欄❻】

生酮作用已證實可打開基因的「長壽開關」

我曾經把一套叫做「功能性醫學」的治療理論引進日本，目前也有日本醫師開始採用這套治療方法。這是一套整合自美國傑佛瑞·布蘭德博士所提倡的基礎科學和臨床醫學，針對現代日益增加的慢性疾病，從根本開始進行治療的醫學理論。

改變飲食與生活方式，就能改變致病基因

有一種觀念是：「如果因為飲食方式不符合自己的代謝特性而生病的話，根本性的解決辦法，就是改變飲食內容或飲食方式」，而這就是美國所謂的「生活型態醫療」的功能性醫學療法。

以美國前總統柯林頓主治醫師聞名的狄恩．歐尼斯博士，在二〇〇八年發表的那篇論文，就是我開始接觸功能性醫學的契機。

在那篇論文當中，歐尼斯博士讓患有前列腺癌的患者運動、冥想，並且連續三個月攝取以蔬菜和橄欖油為主要食材的地中海料理，然後分別於實行前和實行後採集前列腺的細胞，藉以調查與癌症有關的基因表現（開啟或關閉）。結果發現，有五百零一組基因表現出現改善的情況。

癌症的起因來自於基因表現的重複，而歐尼斯博士卻證明了，「只要透過運動、冥想和三個月的飲食療法，就能夠控制基因的開關」。

若調查長壽者的基因會發現，他們體內的長壽關聯基因「SIRT3」是呈現開啟的狀態，**而當合成酮體的迴路在運作時，這個SIRT3同樣也是處於開啟的狀態**。換句話說，促成酮體合成的生酮飲食法，也是一種開啟長壽開關的飲食法。

結語

維持食物原本的樣貌，最適合人體

本書所介紹的生酮飲食法，是一套效法我們的原始人祖先飲食型態，以肉類為主食，並減少糖類攝取的飲食法。

雖然勢必會遭到某些人的質疑或反對，認為「吃太多肉對身體不好」，或是「極端地減少糖類對身體不好」，但正如本書所說明的，這些全都是誤解。

本來人類的祖先從二百萬年以前在非洲大草原上生活開始，就一直都是靠吃肉維生。當然，他們從未像現代人一樣吃米飯或麵包等穀物食品。若從農耕的痕跡來推算，以穀物為食的歷史大約是一萬年前才開始的。**假如站在人類史的角度，我們開始食用穀物不過是「不久前的最近」才發生的事情**。

我們的身體雖然適應肉食，但還有很多人並未完全適應以穀物為食的飲食型態。現在全日本有二千萬人以上罹患（或可能罹患）糖尿病，而且據信約有五到六成的人，都經歷過飯後昏昏欲睡的「反應性低血糖症」。

◉預防睡眠不足、吃飽想睡的反應性低血糖

每年都會發生多起開車打瞌睡所造成的車禍事故，我推測其中有幾成原因，就是肇因於睡眠不足加上飯後困倦（反應性低血糖症）所致。

事實上，我自己也有反應性低血糖症。因此，為了測試生酮飲食法是否真的夠有效抑制症狀，我讓自己成為受試者，親自進行了反應性低血糖症的實證試驗。

我報名參加二〇一三年在摩納哥舉辦的「蒙地卡羅越野拉力賽」。若包含勘路和正式比賽在內，總賽程為七天，每天十二小時（一天最長八百公里）不間斷地前進，堪稱是世界上最嚴苛的賽車競技。

比賽期間，我一律採用以肉類為主食的生酮飲食法。在嚴酷的條件下研究飲食與血糖的關聯，並發現利用生酮飲食法來預防開車打瞌睡或頭痛的可能性，最後在八十四台有三十台棄賽的結果中，我順利地完成了整場比賽。

雖然現階段還需要更進一步的檢驗，但我經由這一次的實證試驗，更加堅定地相信生酮飲食法有助於預防車禍事故的發生。若讀者當中平時需要開車，我強烈建議改採以肉類為主食的飲食型態。

另外要提醒的是，這並不表示「只要吃肉，就一定不會開車打瞌睡」，還請各位不要誤解。

女生更該吃肉：改變畏寒體質，並助妳好孕

以肉類為主食的生酮飲食法，適合推薦給所有想要瘦得健康的人，尤其適合推薦給女性朋友。首先第一個原因，就是生酮飲食法可以根本性地解決身體

虛寒的問題。

或許還有很多人不曉得，**其實身體虛寒最大的原因，就是來自於血糖值的上下波動**。當我們吃過米飯或麵包之後，血糖值會上升，接著在胰島素的作用下，血糖值又會下降。這時又換大腦出現反應，「一定要提高血糖值才行！」於是自律神經的交感神經開始興奮。交感神經在製造糖類的同時，會收縮末梢的微血管，結果血流就會因此變得不順暢，這就是身體虛寒的原因。

身體虛寒的人也很常出現蛋白質不足的問題，由於蛋白質在消化時的攝食生熱作用多於脂質或糖類，因此只要從肉類當中攝取充分的蛋白質，體溫就比較不容易下降。此外，肉類當中富含構成紅血球的蛋白質和鐵，因此也能夠有效改善女性常見的貧血問題，緩解攜氧能力降低或熱量代謝減緩所造成的虛寒症狀。

肉食也有助於懷孕前的準備工作，瘦肉除了蛋白質和鐵，還富含一項重要的必需礦物質，那就是鋅。鋅是合成蛋白質時的必需礦物質，鋅的不足會直接影響到新陳代謝。尤其懷孕期間的新陳代謝特別旺盛，因此為了避免缺乏鋅，一定要積極攝取肉類才行，而蛋白質不足也是造成皮膚粗糙的原因之一。

另外，建議女性偶爾也可以吃一些牛肝。女性為了懷孕，子宮內膜會變厚，好讓受精卵順利著床，但有些女性會因為子宮內膜增生（變厚）不順利而難以懷孕。

子宮內膜會在女性激素的指令下增生，但若缺乏蛋白質、鋅或維生素A，子宮就沒有足夠的原料可以製造內膜，如此一來便有可能無法順利增生。所以從這一點來看，**若能從肉類或肝臟當中攝取適量的蛋白質、鋅或維生素A，就能夠降低不孕的風險**，而且當中也富含女性容易缺乏的鐵。

除此之外，指甲邊緣脫皮、腳跟龜裂、乾眼症、夜盲症等，也都是缺乏維他命A的警訊。無論男女，只要出現以上類似症狀的人，就要增加維他命A的攝取。

◉長期、健康、快樂的實踐生酮飲食法

想要長期維持健康的飲食法，過程必須快樂多於痛苦才行。本書介紹了許多專為生酮飲食法設計的食譜，目的不僅是要讓各位能夠減肥成功，還希望大家都能長長久久地維持健康的生酮飲食生活。

此外，為了讓大家在享受生酮飲食之餘，也能了解其中的意義，本書也收錄了許多與生酮飲食法有關的知識。雖然內容可能稍嫌困難，但相信各位在實踐的過程中，一定能夠逐漸吃出樂趣來。

別再等到明天了，請各位就從今天開始實踐生酮飲食法，讓自己同時獲得苗條的身材和健康的生活。

謝辭

近來掀起話題的限糖飲食，在日本是由高雄醫院的理事長江部康二醫師，為了治療糖尿病而導入後開始普及。而生酮飲食法這套嚴格的限糖飲食，則是師承自日本醫科大學的太田成男教授，以及東海大學的大櫛陽一名譽教授。

在我的研究主題當中，有一項是「反應性低血糖症」。參酌代謝症候群的原因，我不禁產生了這樣的想法：造成反應性低血糖症的原因，是因為人類最初是以肉類為主食，如今卻攝取過多的糖類，結果就超過了祖先代代相傳下來的DNA當中內建的糖類代謝上限。

於是，我開始跟隨順天堂大學研究所的白澤卓二教授，研究如何將生酮飲食法活用於肥胖或反應性低血糖症的患者身上。

二〇一一年的東日本大地震後，針對遭放射性物質污染的食物所造成的體內曝露風險，我認真思索了「自己作為一名與飲食和生活型態有關的醫師，我究竟能做些什麼？」

在日本尚未公布食品安全指標的災後第一時間，就有廠商開始對尚未出貨的食品全面進行輻射量的檢查，那就是提供本書蔬菜汁食譜的食品通路公司「Oisix」。針對尚未出貨的商品進行全面性檢查，比想像中更耗費時間與成本，因此該公司對於食品安全性的堅持令我相當感動。雖然現在已經建立標準程序，但肉品業界的放射線管理在災後第一時間尚未建立標準程序，因此那是一段考驗餐飲業者能否對顧客擔保食品安全的時期。

巧合的是，「Factory Japan Group」公司也是在同一時期，委託我擔任餐廳的總監。當時，由於我對於某篇論文提出的「實施熱量控管的老鼠，對輻射曝露的抵抗力較強」很感興趣，因此便想到「打造一間與控管熱量（減肥）有關的餐廳，如此一來，對輻射曝露的抵抗力也會較強」。

其後，我又進一步依據以肉類為主食的生酮飲食法，把餐廳的主題設定為「盡情吃肉也能瘦」，而且使用的肉品，就是以最原始、天然的方式飼養的草飼牛。

然後我又想到了，以前在美國芝加哥研討會期間造訪的牛排館，有一種叫「dry-aged」的乾式熟成牛排很美味，於是我就提議：「這種牛肉在東京也很少見，應該很新奇。」最後山口伸雄主廚便完美地替我實現了這個想法。

由於肉類的糖類含量少，吃了也不會導致血糖值上升或影響胰島素的追加分泌，因此理論上即使攝取過多熱量，應該還是能瘦下來才對，但是否真的能夠瘦下來，當時的我尚未取得實證數據。

在Factory Japan Group的協助下，我終於取得以肉為主食的生酮飲食法的詳細實證數據，並托他們的福完成了生酮飲食法，當時的內容也詳盡地收錄在本書中，在此我要向該公司致上最深的謝意。

感謝紐西蘭肉品局的日本代表漢德比先生提供詳細資料，帶我深入地認識了草飼牛。很多人都知道魚肉之所以富含人體無法自行合成的必需脂肪酸Omega-3，是因為魚類是以植物性浮游生物為食，但多虧漢德比先生我才曉得，原來草飼牛之所以富含Omega-3，就是因為從牧草當中攝取到Omega-3的緣故。

另外，筆者也要在此向推薦本書的白澤卓二教授，和南雲診所的南雲吉則醫師，致上最誠摯的謝意。

二〇一三年四月　齋藤糧三

HealthTree 健康樹系列067

大口吃肉，一周瘦5公斤的生酮飲食

改變飲食習慣，讓身體選擇燃燒脂肪，用酮體當能量，自然越吃越瘦

腹いっぱい肉を食べて1週間5kg減! ケトジェニック・ダイエット

作　　者　齋藤糧三
譯　　者　劉格安
總 編 輯　何玉美
副總編輯　陳永芬
責任編輯　賴秉薇
封面設計　陳文德
內文排版　菩薩蠻數位文化有限公司

出版發行　采實出版集團
行銷企劃　黃文慧・鍾惠鈞
業務發行　張世明・楊筱薔・鍾承達・李韶婕
會計行政　王雅蕙・李韶婉
法律顧問　第一國際法律事務所　余淑杏律師
電子信箱　acme@acmebook.com.tw
采實粉絲團　http://www.facebook.com/acmebook

I S B N　978-986-9318-10-5
定　　價　320元
初版一刷　2016年6月
劃撥帳號　50148859
劃撥戶名　采實文化事業有限公司
104台北市中山區建國北路二段92號9樓
電話：（02）2518-5198
傳真：（02）2518-2098

國家圖書館出版品預行編目資料

大口吃肉，一周瘦5公斤的生酮飲食：改變飲食習慣，讓身體選擇燃燒脂肪，用酮體當能量，自然越吃越瘦／齋藤糧三；劉格安譯 -初版- -臺北市：采實文化,民105.6面；公分.--（健康樹系列；67）譯自：腹いっぱい肉を食べて1週間5kg減! ケトジェニック・ダイエット
ISBN：978-986-9318-10-5
1.健康飲食 2.減重

411.3　105008143

HARAIPPAI NIKU WO TABETE 1SHUUKAN5KG GEN ! KETOJENIKKU・DIET

Originally published in Japan by SB Creative Corp., Tokyo.
Chinese (in traditional character only) translation rights arranged with SB Creative Corp. through CREEK & RIVER Co., Ltd.

采實出版集團
ACME PUBLISHING GROUP